Viva Melhor
IOGA

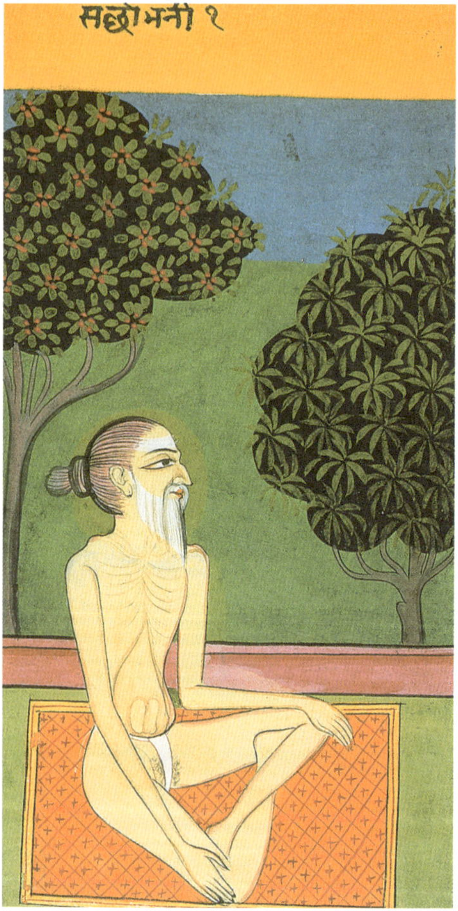

Tara Fraser

Viva Melhor
IOGA

Exercícios e inspirações para o seu bem-estar

PUBLIFOLHA

Título do original: *Live Better – Yoga*

Esta obra foi publicada originalmente no Reino Unido e na Irlanda, em 2002, pela Duncan Baird Publishers, Castle House, Wells Street, 75-76, 6º andar, Londres W1T 3QH

COORDENAÇÃO DO PROJETO: PUBLIFOLHA
Coordenação editorial: Camila Saraiva
Assistência editorial: Adriane Piscitelli
Coordenação de produção gráfica: Soraia Pauli Scarpa
Assistência de produção gráfica: Mariana Metidieri

EDIÇÃO ORIGINAL:
Gerente editorial: Judy Barratt
Editora: Louise Nixon
Editora de arte: Manisha Patel
Projeto gráfico: Claire Thorpe
Pesquisa iconográfica: Cecilia Weston-Baker
Fotografias especiais: Matthew Ward

PRODUÇÃO EDITORIAL: ESTÚDIO SABIÁ
Edição: Fernando Wizart
Tradução: Dafne Melo
Preparação: Rosane Albert
Revisão: Hebe Ester Lucas e Célia Regina Rodrigues de Lima
Capa: til
Editoração eletrônica: Pólen Editorial

NOTA DOS EDITORES
Antes de seguir qualquer prática ou conselho sugeridos neste livro, é recomendável consultar um médico, especialmente em caso de problema de saúde ou condição especial que demande atenção. Os editores, a autora e os fotógrafos não se responsabilizam por nenhum dano ou problema decorrente da prática dos exercícios contidos neste livro ou das técnicas e métodos terapêuticos aqui descritos ou mencionados.

Dados Internacionais de Catalogação na Publicação (CIP)
(Câmara Brasileira do Livro, SP, Brasil)

Fraser, Tara
Ioga : exercícios e inspirações para o seu bem-estar / Tara Fraser ; [tradução Dafne Melo]. – São Paulo : Publifolha, 2009. – (Viva melhor)

Título original: Live better : yoga.
ISBN 978-85-7402-987-0

1. Ioga 2. Ioga – Técnicas 3. Saúde – Promoção I. Título. II. Série.

08-11700 CDD-613.7046

Índices para catálogo sistemático:
1. Ioga : Bem-estar pessoal : Promoção da saúde 613.7046

A grafia deste livro segue as regras do **Novo Acordo Ortográfico da Língua Portuguesa**.

PUBLIFOLHA
Divisão de Publicações do Grupo Folha
Al. Barão de Limeira, 401, 6º andar
CEP 01202-900, São Paulo, SP
Tel.: (11) 3224-2186/2187/2197
www.publifolha.com.br

Este livro foi impresso em dezembro de 2008 pela gráfica Corprint sobre papel offset 120 g/m²

sumário

INTRODUÇÃO

Como professora de ioga, vejo muitas pessoas obterem inúmeros benefícios com a prática em aulas semanais – sua postura melhora, a respiração se aprofunda e fica mais lenta e elas se sentem melhor no próprio corpo. Mas também sei que, quando a vida fica mais difícil e todos os recursos são canalizados para lidar com o estresse, é provável que praticar ioga seja a última coisa em que se pense. No entanto, é nesse momento que ela pode ser mais útil. Se você acha que tem muitos compromissos ou enfrenta estresse demais para praticar ioga, este livro foi feito para você!

Este volume lhe dá tudo de que você precisa para fazer da ioga uma parte de sua rotina diária: informações a respeito dos fundamentos, alguns exercícios simples de respiração, meditação e posturas e uma seleção de citações inspiradoras. A prática de algumas posturas todos os dias pode aliviar a tensão nos ombros e no pescoço, diminuir a dor nas costas e fazer você voltar a se sentir bem no próprio corpo. Um simples exercício de relaxamento ao voltar para casa pode evitar que você leve as preocupações do trabalho para a vida doméstica. Alguns minutos de meditação silenciosa antes de dormir podem melhorar a qualidade do sono. Essas práticas não são difíceis de aprender. Depois de experimentar e perceber os benefícios, você vai se perguntar como conseguia passar sem elas.

E, mais importante, a ioga não é apenas a prática de posturas: é um método objetivo para melhorar a vida em todos os sentidos. Se estiver com o corpo muito enrijecido ou sentir falta de disposição para fazer as posturas, experimente os exercícios de respiração e meditação do capítulo 3, ou tente fazer mudanças na dieta, recomendadas no capítulo quatro. Todas essas sugestões fazem parte da ioga e podem ajudar você a desenvolver uma atitude mais positiva, além de levar equilíbrio e harmonia para a mente e o corpo.

Os exercícios apresentados neste livro foram desenvolvidos com base em minha própria prática. Eles não são particularmente difíceis ou atléticos. São apenas o que descobri que preciso para viver melhor, por meio da ioga. Ofereço-os aqui com meus agradecimentos aos que me ensinaram e com a esperança de que você também possa encontrar, com a ioga, algo que faça sua vida melhor.

Capítulo 1

conheça a ioga

A ioga é uma antiga tradição, surgida há mais de 2 mil anos como meio de alcançar a autorrealização ou iluminação. Ela tem uma imagem ambígua no Ocidente: por um lado, é vista como algo místico, esotérico; por outro, como um simples sistema de exercícios. Na prática, as técnicas da ioga visam à saúde do corpo físico como caminho para a melhora do estado mental e emocional, levando, por fim, ao bem-estar espiritual. A ioga inclui a prática de posturas e exercícios de respiração que, apesar da antiguidade, têm especial relevância hoje, pois constituem uma forma equilibrada e holística de combate ao estresse e às tensões da vida.

Você pode começar a fazer ioga porque deseja aumentar a flexibilidade dos membros, porque quer alcançar mais tranquilidade ou ainda porque está procurando algum tipo de compreensão espiritual. Qualquer que seja a razão para iniciar a prática da ioga, você logo verá que ela se tornará parte importante e agradável da rotina diária.

Neste capítulo, vamos tratar das origens e dos objetivos da ioga, além de dar conselhos práticos sobre as posturas, a respiração e a meditação. Leia-o antes de tentar qualquer um dos exercícios do livro – ele ajudará você a entender como fazer as posturas com segurança e como obter o máximo de sua prática.

O QUE É IOGA?

A ioga surgiu há milhares de anos, na época da cultura védica – cerca de 2800 a.C. É uma das grandes tradições filosóficas da Índia, e continuou a evoluir através de gerações de professores e praticantes. O resultado foi o surgimento de inúmeras variedades de ioga ao longo dos séculos. Uma dessas versões, a hataioga, tornou-se popular no Ocidente como forma de relaxar e de melhorar a saúde. A hataioga usa uma combinação de posturas físicas, métodos de limpeza e exercícios de respiração para concentrar a mente na preparação para meditar e para o caminho da chamada raja ioga (ioga real).

Para a maioria das pessoas, a palavra "ioga" remete à imagem de alguém sentado na posição de lótus com expressão tranquila. Contudo, pode-se traduzir "ioga" como "união" ou, de maneira mais elaborada, como "ligar os fios da mente". Na verdade, Patañjali, autor dos *Sutras da Ioga* (c. 200 a.C.-c. 200 d.C.), nos oferece a definição *yogasgcittavrttinirodhah*, que podemos traduzir deste modo: "Ioga é supressão ou inibição das turbulências da mente".

Nenhuma menção à posição de lótus! Apesar de ser uma disciplina física, a ioga usa o corpo e a respiração para desenvolver a autoconsciência e a clareza mental.

No Ocidente, muitas pessoas estão obcecadas com o corpo. Não é de surpreender que se entreguem à ioga com tanto entusiasmo – ela sem dúvida proporciona uma aparência melhor e um corpo mais saudável. No entanto, a coisa mais maravilhosa – e mais importante – em relação à ioga é que um de seus benefícios é alcançar uma mente mais calma e focada. Quando você começa a praticá-la, talvez se interesse apenas pelo ganho físico – é uma ótima motivação! Em pouco tempo, no entanto, vai perceber que as posturas melhoram o ânimo e o estado de espírito. Depois de alguns meses de prática regular, talvez até descubra que adquiriu uma perspectiva de vida mais clara. Se isso acontecer, é porque você entrou em uma fase diferente, e esse é o momento de deixar de lado as preocupações com o corpo e começar a jornada de reflexão interior. Nas próximas duas páginas, você encontrará as dez melhores razões para colocar a ioga em sua vida.

DEZ BOAS RAZÕES PARA FAZER IOGA

1 A ioga não é apenas para atletas, artistas e supermodelos! É para todos: jovens e velhos, homens e mulheres, saudáveis e doentes. A ioga sempre pode ser adaptada às necessidades individuais, quaisquer que sejam as circunstâncias.

2 Mesmo que se esteja enfrentando muitos desafios, é fácil começar a praticar ioga, e seus benefícios serão logo sentidos, como o alívio do estresse. Além disso, depois que se inicia a prática regular, a ioga ajuda a viver com segurança e entusiasmo renovados.

3 A ioga é segura. Enquanto outras formas de exercício podem sobrecarregar o coração, os músculos e as juntas, a ioga, praticada adequadamente (com a consciência das próprias limitações físicas), é completamente inofensiva.

4 A ioga não requer equipamento especial. Existem alguns suportes para tornar a prática mais confortável, mas a única coisa de que realmente se precisa é de si próprio.

5 A ioga tonifica o sistema respiratório e ajuda a respirar melhor, mais profundamente, com mais facilidade (o que aumenta a entrada de oxigênio), o que, por sua vez, melhora o bem-estar físico e mental.

6 A ioga melhora a eficiência dos sistemas corporais, ajudando a digestão, a assimilação dos nutrientes e a eliminação das toxinas.

7 A ioga melhora a qualidade do sono, e ao acordar nos sentimos renovados e cheios de vitalidade.

8 A ioga dá energia e ajuda a canalizá-la de modo eficiente, para que não seja perdida com tensão, estresse e negativismo.

9 Com a prática, experimentamos uma sensação genuína de tranquilidade exterior, que nos leva a alcançar também um estado mais profundo de paz interior.

10 A ioga é DIVERTIDA!

Pranaiama (controle da respiração) é a regulagem entre inspiração, expiração e suspensão da respiração. Observando a extensão e a duração dessas três fases, você pode tornar a respiração longa e sutil.

PATAÑJALI

SUTRAS DA IOGA (C. 200 A.C.-C. 200 D.C.)

A postura deve ser ao mesmo tempo firme e cômoda.

PATAÑJALI

SUTRAS DA IOGA (C. 200 A.C.-C. 200 D.C.)

QUE ESTILO DE IOGA É MELHOR PARA MIM?

A hataioga, variedade de ioga mais conhecida no Ocidente, tem muitos "ramos". Cada um deles tem um estilo distinto, com ênfase diferente e características específicas. Entretanto, todos são praticados com o mesmo objetivo fundamental: a autorrealização através do corpo e da mente.

Em termos práticos, talvez você descubra que determinada forma de ioga é mais adequada que outra, dependendo do tipo de pessoa que é e do modo de vida que leva. Para se decidir, siga sua intuição e os conselhos de um professor de ioga que você respeite e em que confie. A seguir, a descrição simples de alguns dos principais estilos de hataioga:

Iyengar Método fisicamente rigoroso e anatomicamente preciso, desenvolvido por um dos professores mais conhecidos do século 20, B. K. S. Iyengar. O ensino das posturas atinge alto nível antes que outras técnicas (como a respiração) sejam introduzidas. Objetos de apoio, como mantas, blocos e cintos, podem ser utilizados para adaptar as posturas a necessidades individuais. A ioga *iyengar* pode ser uma prática terapêutica excelente para quem apresenta lesões ou limitações ou se encontra doente.

Ashtanga vinyasa Método de ioga que consiste em várias séries de determinadas sequências de posturas. Cada postura está ligada à seguinte por um *vinyasa* (movimento de ligação), criando um fluxo contínuo. A "série primária" (primeira série) é fisicamente rigorosa, e o uso contínuo da respiração *ujjayi* aquece o corpo, tornando-a uma prática profundamente purificadora.

Sivananda Swami Sivananda desenvolveu esta técnica, que foi transmitida a milhares de pessoas no Ocidente na década de 1950. Preceitos espirituais, cânticos, meditação, técnicas de respiração, conselhos quanto à dieta e outros ensinamentos complementam as posturas. As aulas podem variar, mas costuma-se sugerir uma posição de descanso depois de cada postura.

Vini Método desenvolvido por T. K. V. Desikachar na década de 1960. Ensinada principalmente em aulas individuais ou para pequenos grupos, a ioga na forma *vini* é ideal para quem busca benefícios terapêuticos. Os professores ensinam posturas, técnicas de respiração, filosofia e cânticos baseados na constituição individual do aluno.

CINCO CORPOS — UNIÃO DE MENTE, CORPO E ESPÍRITO

Pela teoria iogue, o corpo é o invólucro exterior do eu. Esse corpo externo, físico, tem outras quatro camadas interligadas, ou "estojos", que constituem o corpo "sutil". Os corpos físico e sutil são conhecidos coletivamente como *panka-kosha*, ou "cinco camadas":

1 *Annamaya kosha* – a camada do alimento (corpo físico);
2 *Pranamaya kosha* – o sistema energético (corpo vital);
3 *Manomaya kosha* – a camada da mente, parte da mente que processa as informações e nos ajuda a funcionar em nível básico (corpo astral);
4 *Vijnanamaya kosha* – a camada intelectual, aspecto da mente que permite níveis mais elevados de entendimento (corpo da sabedoria);
5 *Anandamaya kosha* – a camada da bem-aventurança, parte de nós que nos liga à consciência universal (o corpo da felicidade).

Embora normalmente aceitemos a ideia de que a mente, o corpo e o espírito não funcionam isolados, em geral não dispomos de meios práticos para levá-los a trabalhar juntos para melhorar o bem-estar. A prática da hataioga oferece um modo de unir esses aspectos múltiplos como um todo – por meio das posturas e da respiração. Os ássanas (posturas) limpam, fortalecem e purificam o corpo físico, melhoram o fluxo de energia para os membros e os órgãos vitais no corpo energético e podem aprimorar o foco, a concentração e o poder de análise da mente.

Na ioga, "prana" é o nome dado à força vital que existe tanto dentro de nós quanto no mundo ao redor. Diz-se que a respiração é a interface entre o corpo físico e a mente. O pranaiama (controle da respiração) influencia o fluxo do prana em nosso corpo. A prática dedicada dos ássanas provoca mudanças na respiração, possibilitando sua manipulação no pranaiama em nível sutil. A alteração deliberada do ritmo, da profundidade e da duração da respiração pode ter efeito sobre a mente em nível simples (*manomaya kosha*) e em nível mais elevado (*vijnanamaya kosha*). Juntos, ássanas e pranaiama nos ajudam a sentir o corpo interior da felicidade (*anandamaya kosha*) e a nos conectar com a consciência universal na vida diária.

OS ASPECTOS PRÁTICOS DA IOGA

Tudo de que você precisa para praticar ioga é um pequeno espaço e um pouco de tempo. O ideal é dispor de um lugar para colocar a esteira e cerca de 40 minutos a uma hora para praticar. Mas é possível fazer um pouco de ioga em outras circunstâncias: por exemplo, uma torção simples para aliviar dores nas costas no escritório ou uma postura em pé, como a da montanha, enquanto espera pela condução. No começo, você só precisa adaptar a ioga para que se encaixe em sua vida. Depois que começar a sentir os benefícios, poderá decidir se deseja dedicar mais tempo a essa atividade. A seguir, algumas orientações para sua prática:

- Use roupas soltas, confortáveis, que facilitem o movimento. Tire o relógio e joias.
- Fique descalço – isso proporciona a sensação de proximidade com o chão e permite que os músculos dos pés se movam livremente.
- Espere pelo menos duas a três horas após uma refeição pesada para começar a prática. O melhor momento é pela manhã, antes do café.

- Uma esteira de ioga é útil, mas não essencial. Você talvez queira usar um cobertor para proteger-se do chão duro. As aulas são certamente a forma mais fácil de aprender ioga; no entanto, ao praticar em casa você desenvolverá o que aprendeu na aula.
- Se puder frequentar aulas, procure escolher um professor de que você goste. É muito melhor participar de forma irregular de aulas ministradas por alguém que considere motivador do que ir regularmente às aulas de alguém que acha antipático ou desestimulante.
- Se estiver grávida ou com indisposição, ou se tiver alguma necessidade especial, procure um professor que possa adaptar a prática às suas condições.
- Por fim, e mais importante, a ioga não deve causar dor. Se sentir mal-estar, cansaço ou desconforto devido a alguma postura, ou você está fazendo algo errado ou a prática é inadequada nesse momento. Dê atenção ao que sente durante a ioga, tanto em casa quanto na aula. Observe os "detalhes" de sua prática, assim como qualquer mudança sutil no modo como se sente. Esteja inteiramente "presente" na ioga.

COMO PRATICAR AS POSTURAS

As posturas de ioga se destinam a limpar, tonificar e purificar o corpo, o que por sua vez afeta a mente e a capacidade de praticar o pranaiama e a meditação sem se distrair. Elas trazem também muitos outros benefícios: melhora da flexibilidade, da estâmina, da força e do equilíbrio, assim como dos sistemas nervoso e endócrino, dos órgãos internos e da qualidade da respiração. Além disso, aumentam o foco, a concentração e a clareza da mente.

Para obter esses benefícios, você deve praticar as posturas com consciência e sensibilidade. As posturas dos capítulos 2 e 3 formam duas séries completas, com cerca de 30 minutos cada uma. O capítulo 2 apresenta posturas de expansão, abertura e estimulação, que ajudam você a ter mais energia. As do capítulo 3 são mais de recolhimento, flexão ou curvatura, e estimulam a introspecção e o relaxamento – são ideais se você estiver sofrendo com estresse e tensão (mas evite-as se tiver depressão). Procure lembrar estas dicas quando estiver praticando essas ou outras posturas de ioga:

- Escolha posturas que pareçam adequadas ao seu estado de espírito e nível de energia. Sempre que praticar, comece com poses mais suaves e depois passe para as mais fortes.
- Respire uniforme e lentamente pelo nariz durante as posturas. Procure erguer ou estender o corpo ao inspirar; use cada expiração para encontrar estabilidade, equilíbrio e tranquilidade.
- Nunca comece nem encerre uma postura com pressa – procure tomar consciência de cada fase dela e demore quanto precisar para se mover suave mas decididamente para a fase seguinte.
- Nunca force uma postura; se doer, pare.
- Enquanto pratica, observe se há pontos de tensão desnecessária no corpo – principalmente no rosto, nas mãos, nos pés e no quadril.
- Não se acostume a praticar diante do espelho. Foque em como se sente na postura, não em sua aparência. Tente tirar do olho da mente qualquer imagem de "perfeição".
- Patañjali, autor dos *Sutras da Ioga*, ensinou que as posturas deviam ser tanto *sthira* (firmes) quanto *sukha* (cômodas). Tente fazer isso!

COMO PRATICAR A RESPIRAÇÃO

Diz-se que, na ioga, a respiração liga a mente e o corpo (ver p. 19). A capacidade que a prática da respiração (pranaiama) tem de mudar o estado de espírito é extremamente forte. Por isso, avance lenta e cuidadosamente – nunca force o ritmo. Se sentir tontura ou vertigem, volte para a respiração normal imediatamente. Se tiver algum problema respiratório, como asma, pratique com um professor que possa orientá-lo.

Uma prática de respiração pode durar de 2 minutos a meia hora ou mais. No entanto, se estiver começando a dedicar-se à ioga, inicie com uma prática de 3 minutos, 1 ou 2 vezes por dia – você se surpreenderá com o desafio que é se concentrar na respiração, mesmo que por pouco tempo.

No início você poderá praticar deitado – ainda mais se estiver com indisposição ou cansaço. Após algum tempo, adote a posição sentada, com a coluna ereta. Você poderá se sentar na beirada de uma cadeira firme, com os pés no chão, ou com as pernas cruzadas no solo.

COMO PRATICAR OS MUDRAS

Os mudras são posições (em especial das mãos) que afetam o sistema energético e o fluxo do prana (energia vital) no interior do corpo. Você vai descobrir que os mudras são seguros, fáceis de aprender e fazer e podem melhorar seu humor rapidamente, quando desenvolver sua sensibilidade a eles.

Este livro explica quatro tipos de mudra, todos com efeitos diferentes, como maior estabilidade ou aumento da energia. Você tanto pode usar o mesmo mudra 2 ou 3 vezes por dia, vários minutos de cada vez, como simplesmente praticar um deles quando sentir que precisa – por exemplo, para se acalmar em um ônibus lotado ou para organizar os pensamentos antes de uma entrevista de trabalho.

No entanto, a melhor hora para se dedicar aos mudras é quando se está sentado depois de uma sessão de posturas ou respiração. Feche os olhos ao praticá-los e volte a atenção para dentro. Não faça esforço – simplesmente deixe que os dedos se toquem levemente e que a mente e o corpo fiquem quietos e tranquilos.

COMO PRATICAR A MEDITAÇÃO

Para que a meditação seja eficiente, é preciso dedicar-se a ela regularmente; porém, não a pratique de forma alguma sem a orientação de um professor se estiver com depressão.

Defina um lugar e um momento especiais – a mente se concentrará mais facilmente quando você estabelecer uma rotina.

Sente-se com a coluna ereta, a menos que esteja doente ou com muita fraqueza – a maioria das pessoas pega no sono ao tentar praticar meditação deitada! Acomode-se bem num assento firme – isso significa sentar-se em uma cadeira dura e de espaldar reto, pelo menos no começo. Se conseguir ficar à vontade na posição tradicional de meditar, com as pernas cruzadas ou na meia postura de lótus, deve fazê-lo. (Para a meia postura de lótus, sente-se no chão e flexione o joelho esquerdo de forma que o calcanhar do pé esquerdo fique perto da virilha contrária, enquanto a parte lateral da coxa e da panturrilha ficam no chão. Coloque o pé direito na coxa esquerda, o mais próximo possível da junção do fêmur. Apoie o joelho direito num bloco, se desejar.)

Procure minimizar as possibilidades de se distrair. Por exemplo, desligue o celular e o telefone fixo, feche as portas do lugar em que estiver praticando meditação para que fique o mais silencioso possível. Se quiser, faça um altar simples com algumas flores e imagens inspiradoras em uma mesa baixa – isso ajudará a manter sua mente voltada para um único foco.

Você encontrará dois exercícios passo a passo de meditação neste livro (ver pp. 65 e 101), focados nos centros de energia, ou chacras, de seu corpo. De início, é comum ter dificuldade em interromper o fluxo de pensamentos que passam pela cabeça – talvez você comece a pensar no dia que tem pela frente ou no filme que viu na noite anterior. Porém, após um período de prática regular, verá que consegue se concentrar com mais facilidade, esquecendo as interferências e acabando por criar o foco tranquilo, único, característico da meditação profunda. É possível que você leve anos para alcançar isso, mas o processo é, em si mesmo, benéfico e gratificante.

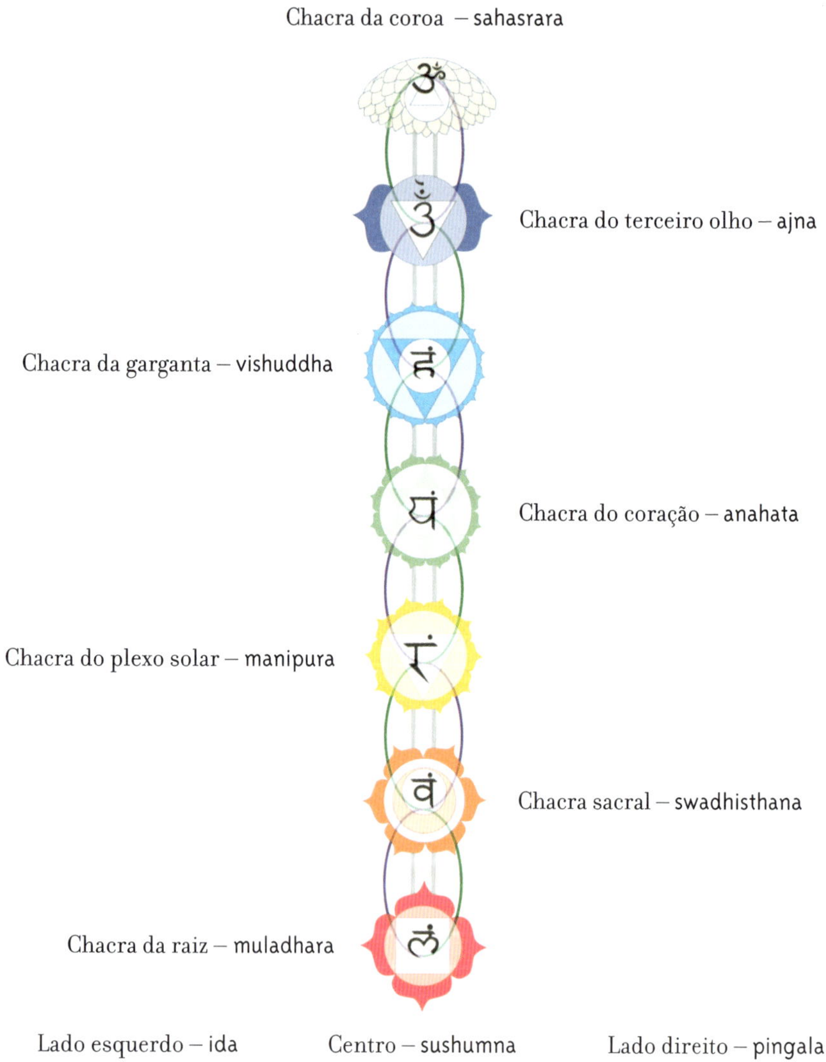
Chacra da coroa – sahasrara
Chacra do terceiro olho – ajna
Chacra da garganta – vishuddha
Chacra do coração – anahata
Chacra do plexo solar – manipura
Chacra sacral – swadhisthana
Chacra da raiz – muladhara
Lado esquerdo – ida
Centro – sushumna
Lado direito – pingala

OS CENTROS DE ENERGIA DO CORPO
Chacras

O prana passa por um sistema de canais (*nadis*) que se cruzam em vários lugares para formar "rodas" de energia circulante conhecidas por chacras. Existem sete chacras ao longo do eixo vertical do corpo. Cada um deles é representado por determinada cor e som; várias qualidades e atributos estão associados a cada um. O diagrama da página ao lado mostra os chacras e as ligações entre os três principais *nadis*: *ida*, *pingala* e *sushumna*. A situação de seu sistema de chacras só pode ser conhecida com a observação cuidadosa e a prática constante da ioga.

As posturas de ioga e os exercícios de respiração ajudam a purificar os *nadis* para que o prana passe livremente por eles. A meditação focalizada em determinado chacra pode melhorar o fluxo de energia que flui por ele, equilibrando as áreas associadas. As meditações deste livro são baseadas no chacra da raiz, ou *muladhara* (ver p. 65), e no chacra do coração, ou *anahata* (ver p. 101).

Como dois pássaros dourados aninhados em uma árvore,
companheiros unidos são o ego e o eu,
um come os frutos doces e amargos da árvore,
enquanto o outro segue sem comer.

Pensando que somos o ego,
sentimos apego e caímos na amargura.
Mas compreenda que você é o eu
e se libertará da amargura.
Ao perceber que é o eu,
fonte suprema da luz e do amor,
você transcende o bem e o mal
e passa a um estado de união.

BHAGAVAD GITA (SÉCULO 6º A.C.)

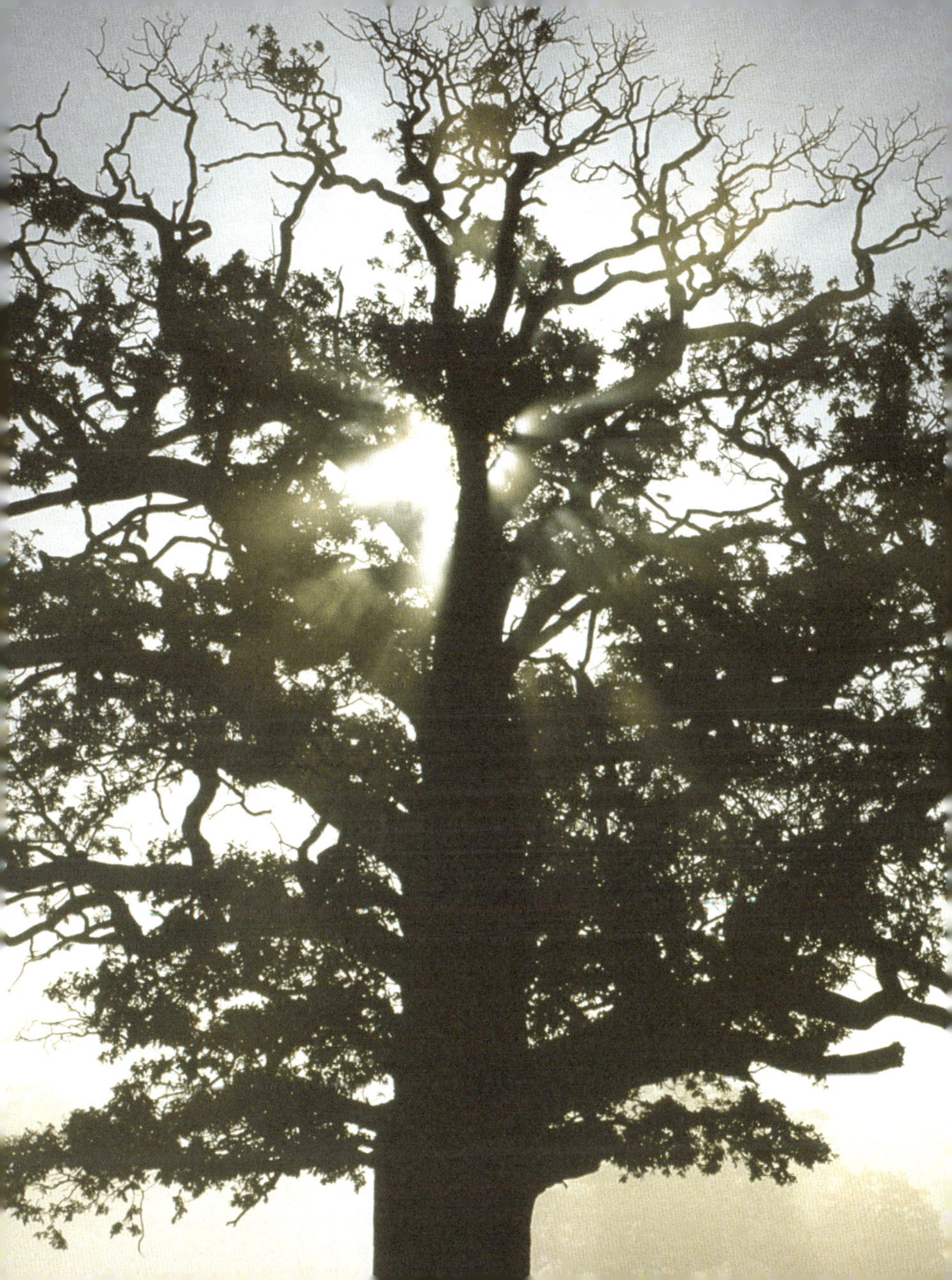

Capítulo 2

a energia da ioga

Alguns aspectos da vida moderna podem nos deixar exaustos e sem energia; muitas pessoas enfrentam todos os dias pressão no trabalho e no trânsito, além dos compromissos familiares. Os telefones celulares e *e-mails* consomem ainda mais nosso tempo e energia. Não é de admirar que voltemos esgotados do trabalho.

Porém, temos uma alternativa: a ioga é um ótimo energizante! As posturas e outras técnicas estimulam o sistema energético do corpo. Este capítulo traz posturas e práticas de respiração e meditação que ajudam a revigorar o organismo ou a canalizar a energia para partes específicas do corpo. Algumas das posturas exigem um pouco de vigor para ser executadas; outras são suaves. As técnicas de respiração simples levam apenas alguns minutos. A energia gerada pela meditação pode nos ajudar durante períodos difíceis da vida, como numa troca de emprego, mudança de casa ou quando nos tornamos pais.

Você pode usar essas técnicas de duas formas. Experimente seguir a ordem apresentada, de modo a criar uma prática de ioga energizante de mais ou menos 30 minutos (respire algumas vezes em cada postura). Ou então escolha as posturas que preferir e fique algum tempo em cada uma, mantendo a respiração uniforme e suave; medite e pratique um mudra que considere adequado.

A IOGA DÁ ENERGIA

Antes de iniciar a prática, é importante entender como as posturas, a respiração e as meditações da ioga podem trazer energia. Em muitos métodos de exercícios ocidentais, a energia é algo a consumir – gasta-se energia para queimar calorias. No entanto, segundo a ioga, uma coisa não tem nada a ver com a outra: a energia está relacionada a uma força sutil chamada prana, que, acredita-se, flui por todas as coisas vivas. O prana circula em nosso corpo através de uma rede de canais chamados *nadis*. Centros especiais de energia, ou chacras (ver pp. 28-9), se formam onde os *nadis* se cruzam, em certos pontos ao longo do corpo.

A meditação focada nesses chacras – e a prática de posturas – pode auxiliar o fluxo do prana, o que constitui um resultado positivo da prática da ioga. Quando estamos bem, o prana circula livremente por todo o sistema energético. Se estamos doentes, o corpo perde prana e, em consequência, nos sentimos sem energia.

Experimente este exercício simples para sentir o fluxo

do prana no corpo: junte as mãos como se estivesse rezando. Mantenha as pontas dos polegares e dos outros dedos unidas e afaste as palmas das mãos: esse é um mudra (ver p. 25), um gesto que permite o fluxo do prana pelas pontas dos dedos, criando um circuito de energia pelo corpo. Você ficará surpreso com a clareza mental que o mudra pode proporcionar. Mantenha essa posição enquanto se sentir à vontade.

De acordo com a ioga, há três qualidades que permeiam tudo: *rajas* (energia), *tamas* (inércia) e *sattva* (pureza). Com frequência, nossa vida se desequilibra e oscilamos entre altos com muita energia e baixos com esgotamento. Com a ioga, buscamos trazer um estado de harmonia e pureza (*sattva*) para nossa vida. Neste capítulo, o objetivo das práticas é liberar o fluxo do prana através do corpo para estimular a sensação de equilíbrio e estabilidade. (Se sentir que está sempre sem energia, as sugestões do capítulo 3 o ajudarão a conservar o prana.)

VARIAÇÕES DA POSTURA DA MONTANHA
Tadasana

Variação 1

1 Fique em pé com os pés paralelos na largura do quadril. Alongue o torso, relaxe os ombros e abaixe o queixo levemente na direção da garganta para alongar o pescoço.

2 Inspirando, leve os braços à frente e erga-os acima da cabeça, levantando ao mesmo tempo os calcanhares com a maior leveza possível. Encontre o ponto de equilíbrio. Expire e volte à posição 1. Faça 6 vezes.

Variação 2

1 Fique em pé com a parte interna dos pés se tocando. Junte as palmas das mãos na frente do peito.

2 Inspire, erga os braços nas laterais e levante as palmas das mãos unidas acima da cabeça. Expire e abaixe os braços, voltando à posição 1. Faça 6 vezes.

Estas variações da postura da montanha (tanto em sequência quanto uma a uma) melhoram o equilíbrio e a estabilidade.

Variação 1

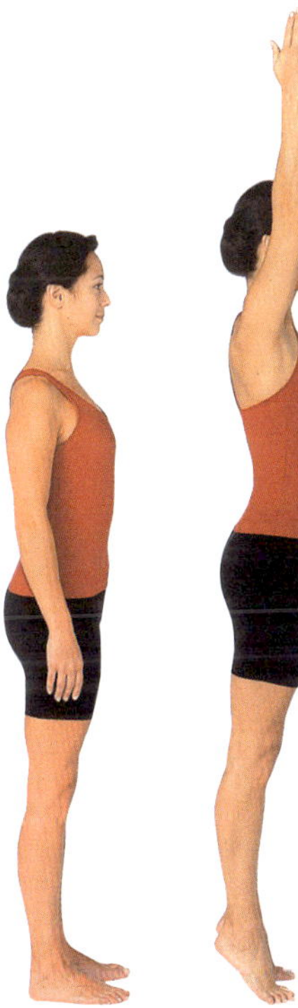

1 2

Variação 2

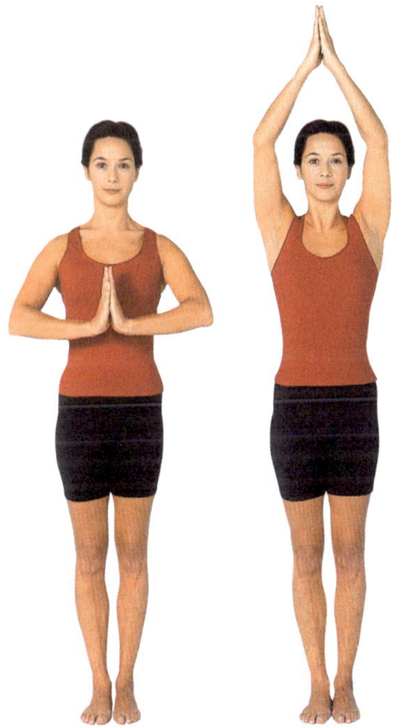

1 2

PEQUENA SAUDAÇÃO AO SOL

1 Fique em pé com os pés paralelos na largura do quadril.

2 Inspirando, levante os braços para os lados e depois para o alto até que as mãos fiquem uma de frente para a outra, exatamente acima dos ombros.

3 Expirando, flexione o tronco para a frente e leve os braços para fora e depois para baixo, até tocar as canelas ou o chão. Flexione os joelhos, se precisar.

4 Inspire, expanda o peito e alongue a coluna o máximo que puder. Mantenha o pescoço alinhado com a coluna, mas olhe para cima. Depois expire, relaxe o torso, a cabeça e o pescoço e volte para a posição 3. Inspire, erga os braços para os lados e acima dos ombros e leve o corpo de volta para a posição 2. Expire, relaxe os braços nas laterais e volte à posição 1. Faça toda a sequência 6 vezes.

Esta sequência aquece a coluna de modo delicado e faz a energia fluir por todo o corpo. O objetivo é coordenar a respiração e o movimento, movendo-se lenta e suavemente – não se apresse!

PEQUENA SAUDAÇÃO AO SOL

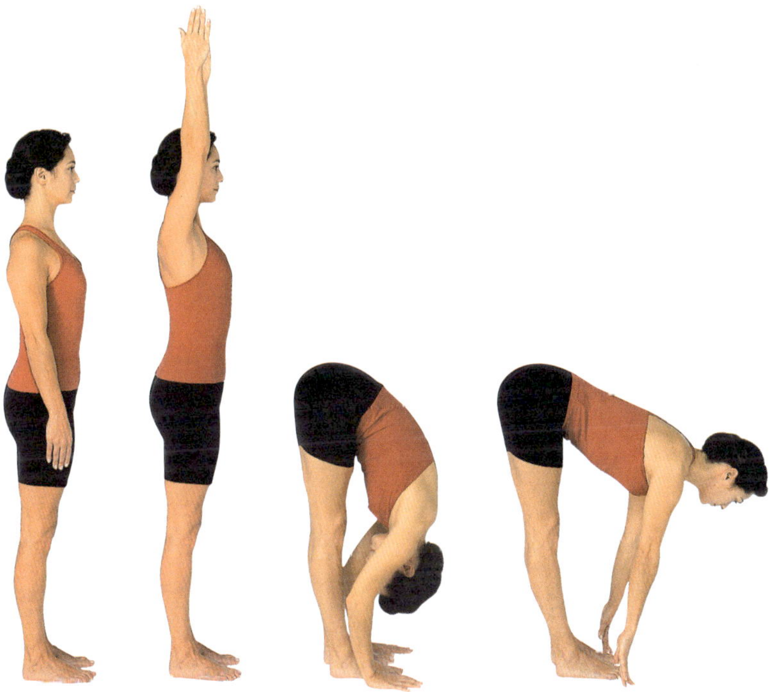

1 2 3 4

POSTURA DO GUERREIRO
Virabhadrasana

1 Fique em pé com os pés juntos e os braços nas laterais.

2 Inspire e vire a ponta do pé direito para fora, só um pouco, para ter estabilidade. Dê um passo à frente com o pé esquerdo. Expire, apoie bem o calcanhar direito no chão e equilibre o peso igualmente entre os pés.

3 Inspirando, flexione o joelho esquerdo e levante os braços, de forma que os cotovelos se dobrem na altura dos ombros, com as palmas das mãos para a frente. Respire profundamente 3 vezes. Com a última expiração, solte os braços nas laterais, estenda o joelho que está à frente e volte para a posição 2. Depois, retorne à posição inicial. Repita todo o exercício do mesmo lado, descanse alguns segundos até que a respiração se aquiete completamente e então faça a sequência 2 vezes do outro lado.

Esta postura dinâmica ajuda a elevar os níveis de energia e melhora o humor.

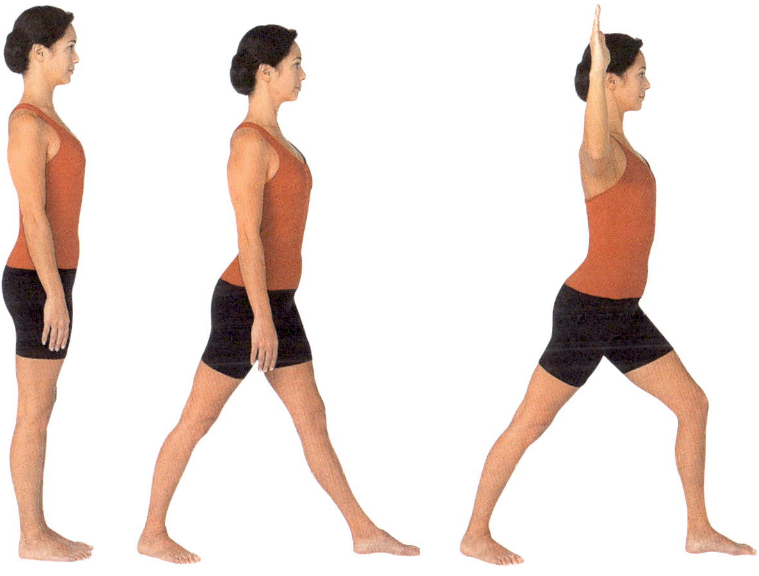

1 2 3

MUDRA DA ENERGIA

Apan Mudra

O mudra *apan* dá uma nova perspectiva aos problemas e traz força, energia e confiança para assumirmos novos riscos na vida. Acredita-se que também ajude a remover resíduos e toxinas do corpo.

Sente-se relaxado e coloque as mãos sobre as coxas com as palmas para cima. Encoste a ponta do dedo médio e a do anular na ponta do polegar de cada mão. Deixe o dedo mindinho e o indicador levemente estendidos. Mantenha o mudra por 5 a 15 minutos. Pratique-o de 2 a 3 vezes ao dia, ou quando sentir necessidade.

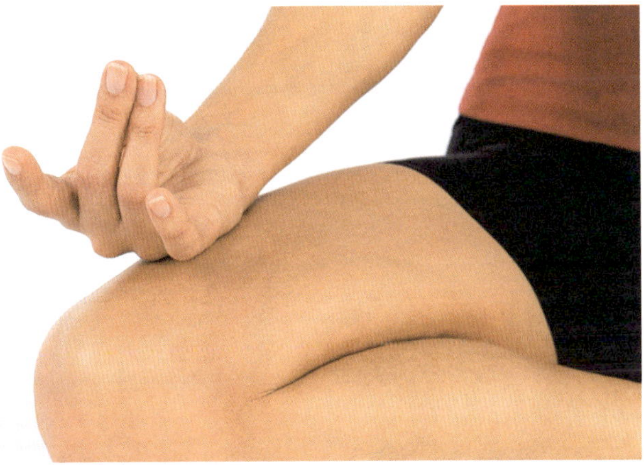

POSTURA DO TRIÂNGULO
Trikonasana

1 Fique em pé, com o pé esquerdo virado para fora 90 graus e o direito voltado ligeiramente para dentro. Inspire e levante os braços até a altura dos ombros com as palmas para baixo. Mantenha os ombros relaxados e alongados.
2 Expire e incline o tronco para a esquerda. Abaixe a mão esquerda até a coxa ou a canela, erga o braço direito acima da cabeça e amplie o espaço entre as escápulas o máximo possível. Procure se mover apenas para o lado, e não para a frente. Olhe para a mão direita. Inspire e volte para a posição 1; faça o movimento 3 vezes de cada lado.

Esta postura é uma flexão lateral poderosa que ajuda a abrir e alongar as laterais do tronco, fortalecer as pernas e melhorar a flexibilidade e a coordenação.

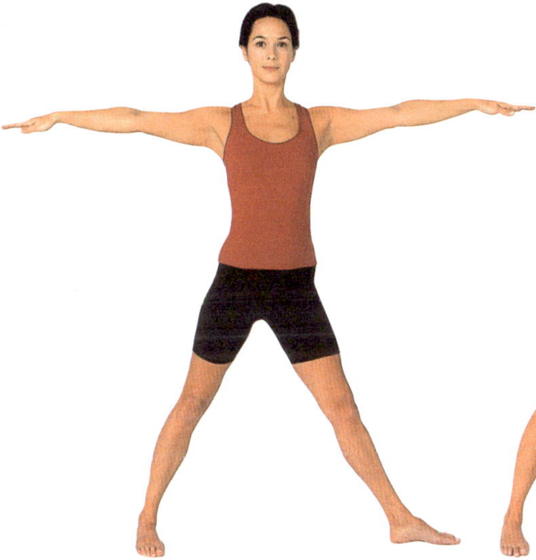

1

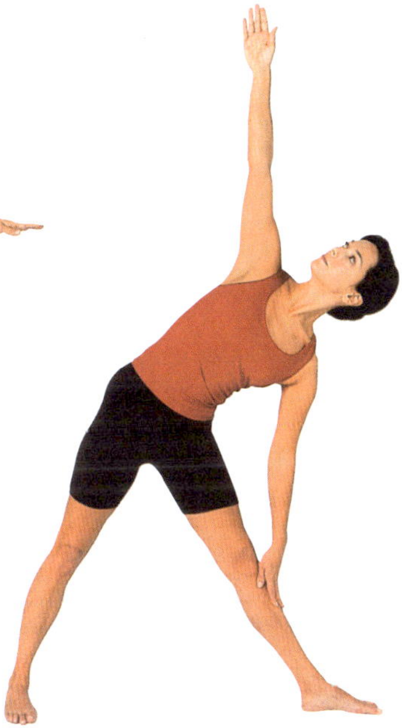

2

POSTURA PODEROSA

Utkatasana

1 Fique em pé, com os pés paralelos na largura do quadril.
2 Inspire e erga os braços acima da cabeça, na largura dos ombros, com as palmas das mãos voltadas uma para a outra.
3 Expire, flexione os joelhos e leve o quadril para trás. Mantenha as costas retas, sustentando-as com os músculos abdominais. Os joelhos devem ficar exatamente acima das pontas dos pés. Inverta então a sequência: inspire, volte o quadril para a frente e estenda as pernas, depois expire e solte os braços nas laterais. Faça toda a sequência 6 vezes, lenta e firmemente.

Esta é uma postura muito revigorante, que aumenta a energia e fortalece tanto as pernas quanto a respiração. Ao praticá-la, tire força do âmago de seu corpo. Deixe a respiração se aquietar quando tiver terminado.

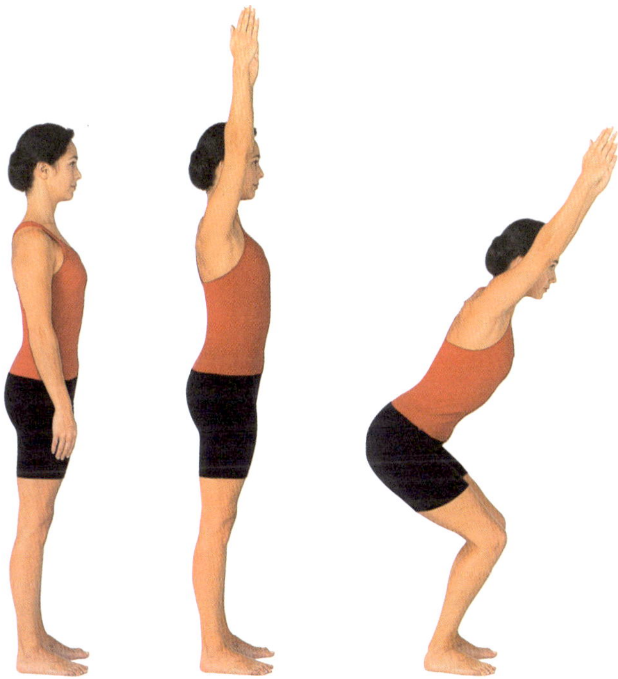

1 2 3

UJJAYI E RESPIRAÇÃO IOGUE COMPLETA

Aqui estão duas técnicas simples para ajudar a adquirir consciência da respiração.

Respiração iogue completa

Deite-se de costas, feche os olhos e respire pelo nariz durante todo o exercício. Visualize a respiração movimentando a parte de baixo da região abdominal – imagine-se enchendo toda essa região de luz ao inspirar e solte a tensão do corpo ao expirar. Respire de 5 a 10 vezes fazendo isso. Depois, visualize a respiração indo para o meio do corpo (estômago e parte de baixo do peito) e respire de 5 a 10 vezes. Agora volte a atenção para a parte de cima do corpo (região superior das costas, clavículas, ombros, pescoço, peito, garganta e cabeça). Veja a imagem de luz se espalhando por essas regiões enquanto inspira e solte as tensões ao expirar (5 a 10 vezes).

Una agora essas três partes do corpo, inspirando suavemente. Inicie com a atenção voltada para a parte de baixo, depois inspire com o meio do corpo e por fim vá até o alto da cabeça. Ao expirar, deixe que a expiração flua desde a cabeça até o baixo abdômen. Se perceber uma pequena pausa no auge da inspiração e no fim da expiração, deixe que aconteça.

Ujjayi

Ujjayi significa "vitorioso". Esta técnica produz uma respiração forte, completa, que aquece o corpo e desenvolve a força interior e a determinação.

Mantendo a boca suavemente fechada, expire e inspire pelo nariz. Contraia ligeiramente os músculos da garganta para produzir um som delicado e contínuo, como o do mar quando você coloca uma concha no ouvido. (Você terá de usar músculos levemente diferentes para a inspiração.) Cuidado para não forçar a respiração. Com a prática, você conseguirá controlar com precisão a amplitude e a pressão de cada respiração. Faça 12 vezes no início e vá aumentando aos poucos a quantidade, à medida que se sentir mais confiante.

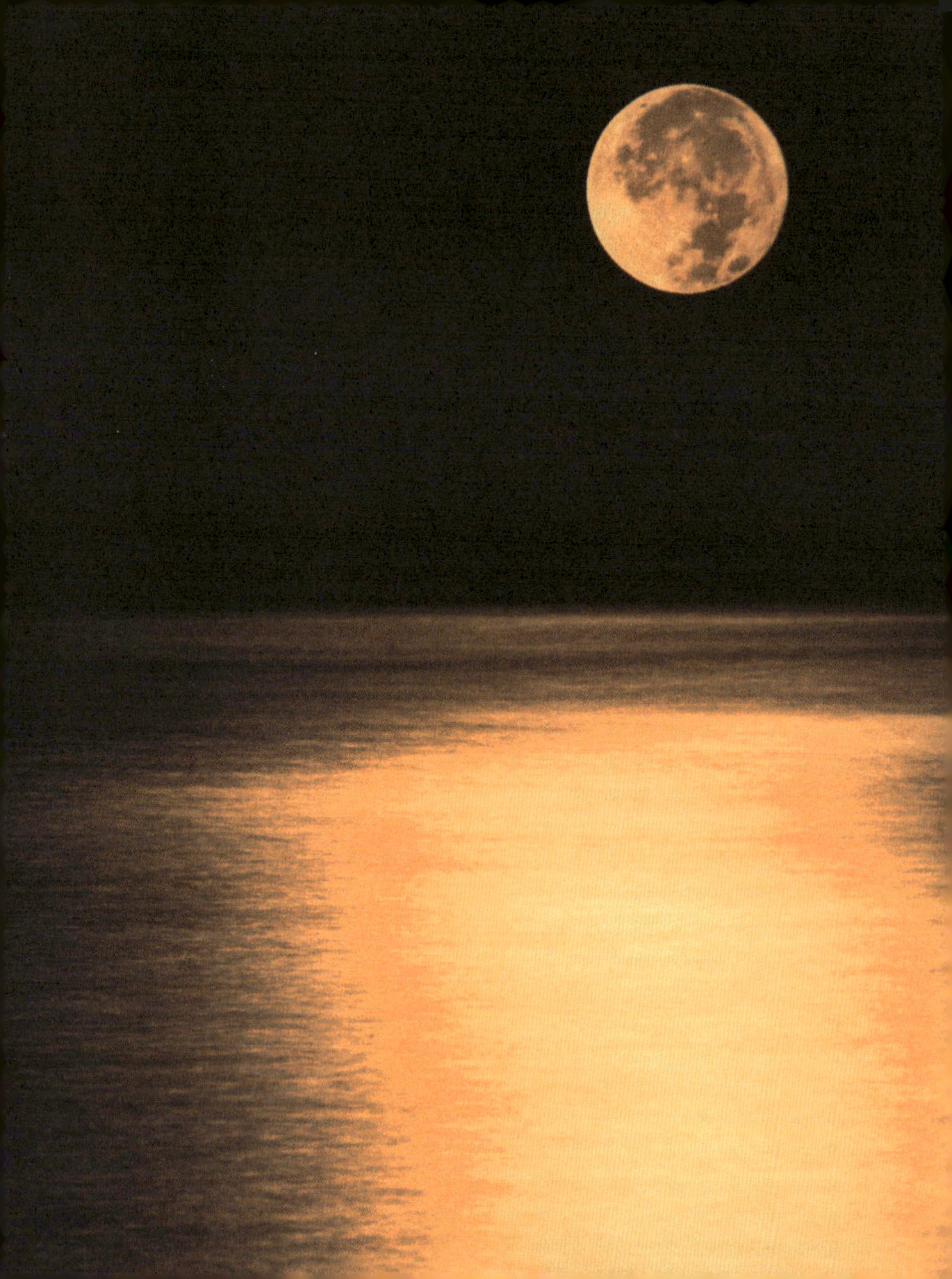

Tendo aprendido os ássanas, deve-se praticar o pranaiama de acordo com as instruções de um professor, com os sentidos sob controle, seguindo sempre uma dieta nutritiva e moderada.

HATAIOGA PRADIPIKA (SÉCULO 14)

Quando a respiração é irregular, a mente também fica instável, mas, quando a respiração é tranquila, assim fica a mente.

HATAIOGA PRADIPIKA (SÉCULO 14)

SEQUÊNCIA GATO-CACHORRO-CISNE

1 Para começar, fique de quatro. Inspire e flexione suavemente os cotovelos para trás, enquanto ergue o centro do peito de forma que a coluna fique curva (esta é a postura do gato). Mantenha o pescoço flexível e os ombros enrolados para trás.
2 Expirando, vire os dedos dos pés para a frente e erga o quadril (postura do cachorro). Relaxe a cabeça e o pescoço, mantendo os ombros estendidos.
3 Inspire, abaixe os joelhos e volte para a postura do gato.
4 Expire e, suavemente, arredonde as costas, abaixando o quadril. Sente-se e leve a cabeça até o chão, mantendo o quadril sobre os calcanhares (postura do cisne). Faça a sequência 6 vezes, mantendo a respiração regular.

Esta sequência aumenta o fluxo de energia ao longo da coluna e reduz o estresse e a tensão acumulada no pescoço e nos ombros. Tome cuidado para não "fazer" as posturas com o queixo – os movimentos da cabeça e do pescoço devem estar integrados com o restante da coluna.

1

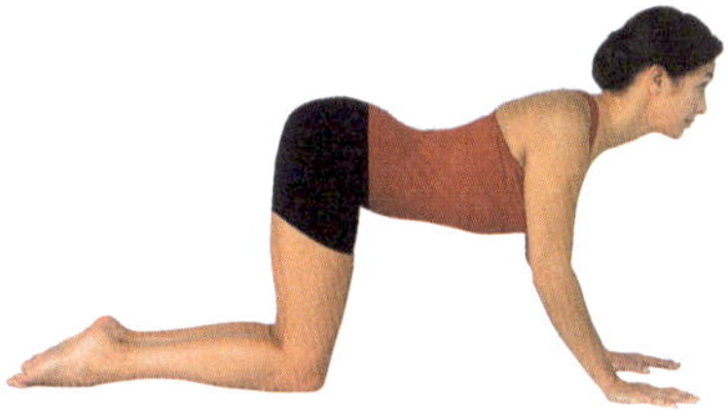

2

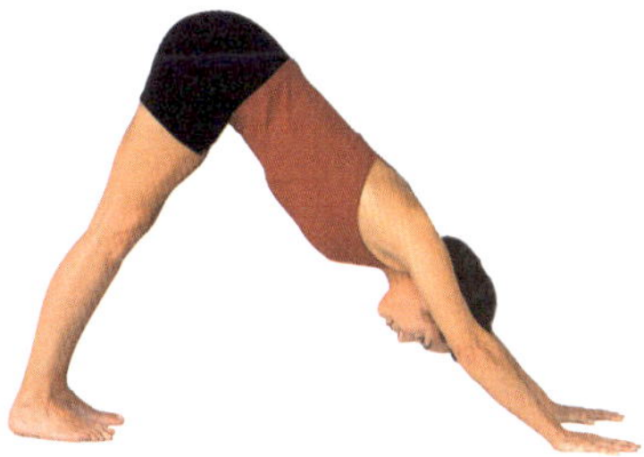

3

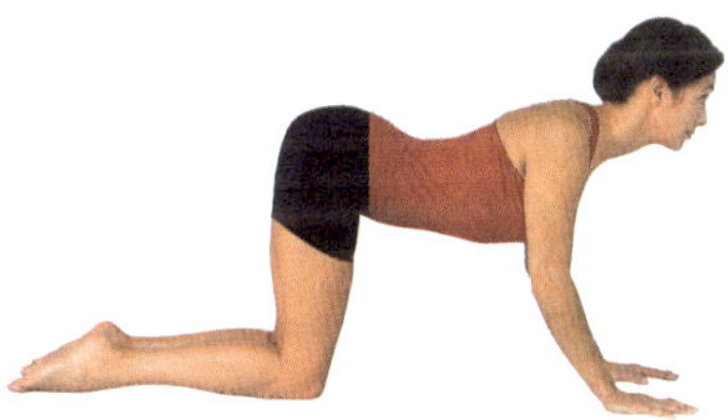

4

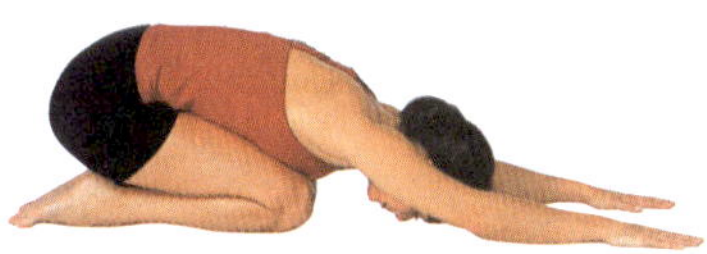

VARIAÇÕES DA COBRA

Variação mais suave

1 Deite-se de bruços, com a testa no chão. Coloque as mãos ao lado do tórax, com os cotovelos para cima.

2 Inspire e erga a cabeça e a parte de cima do peito. Expire e volte à posição anterior. Respire suavemente durante o movimento, com o maxilar relaxado. Faça de 4 a 6 vezes.

Variação mais forte

1 Deite-se de bruços, com a testa no chão e os braços nas laterais, as palmas das mãos para baixo.

2 Inspire e levante a cabeça e o peito do chão. Estenda os braços nas laterais e depois à frente da cabeça. Expire, refazendo o caminho dos braços até voltar à posição 1. Faça de 4 a 6 vezes.

A postura da cobra expande o tórax e fortalece a parte de cima das costas, o que é importante se você passa muito tempo sentado diante de uma mesa. A postura não deve machucar as costas – se isso acontecer, diminua o esforço até praticá-la sem dificuldade.

Variação mais suave

1

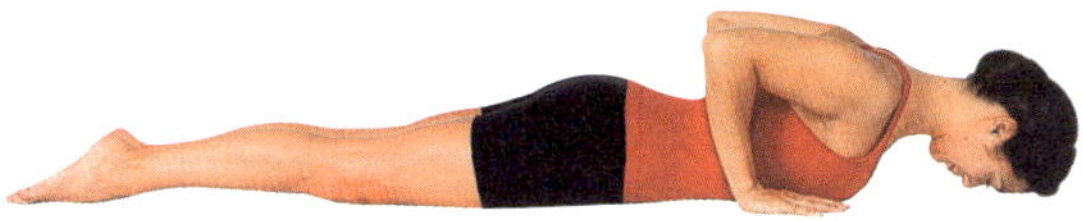

2

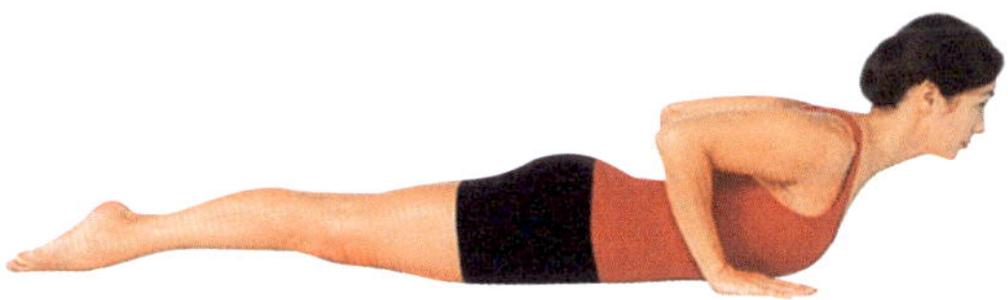

Variação mais forte

1

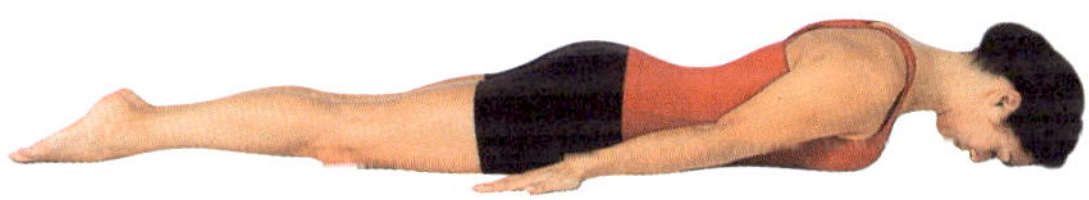

2

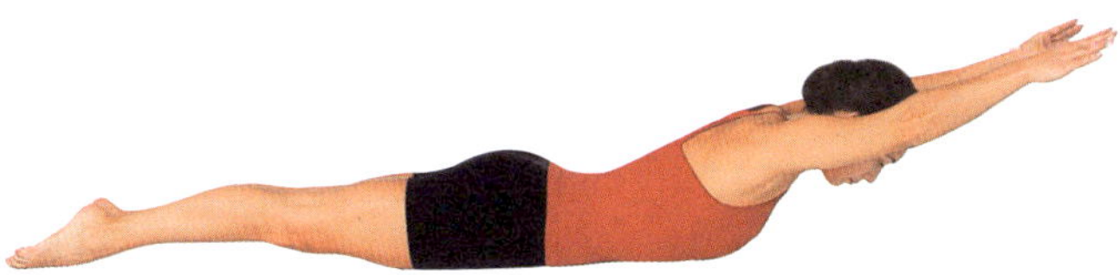

MEIA POSTURA DO ARADO
Utthanpadasana

1 Deite-se de costas com os joelhos flexionados e os braços nas laterais, as palmas das mãos para baixo.
2 Expire e traga os joelhos até o peito.
3 Inspirando, erga os braços acima da cabeça ao mesmo tempo que estende as pernas para cima (sem travar os joelhos), mantendo o abdômen contraído para dar apoio à coluna. Faça os passos 2 e 3, de 3 a 6 vezes. Inspire para descer os pés até o chão.

Este movimento fortalece a parte baixa das costas e a região abdominal e é um excelente antídoto para o hábito de ficar sentado muito tempo. Preste especial atenção à qualidade e à duração da respiração – mantenha-as estáveis durante toda a postura. Você pode tornar o movimento mais fácil fazendo-o com uma perna de cada vez, enquanto a outra fica flexionada, com o pé no chão, para ter um apoio extra.

MEIA POSTURA DO ARADO

1
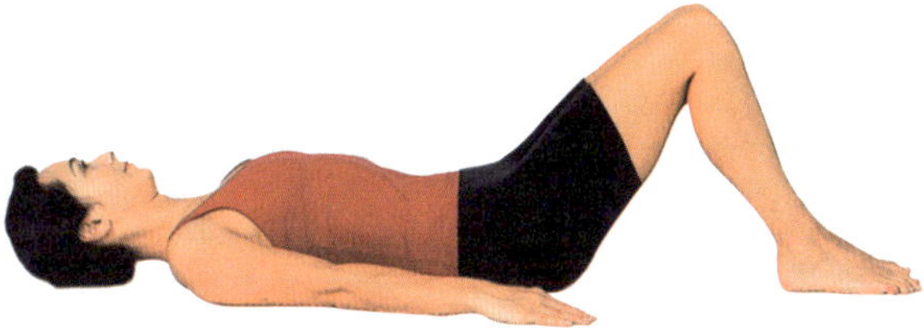

2
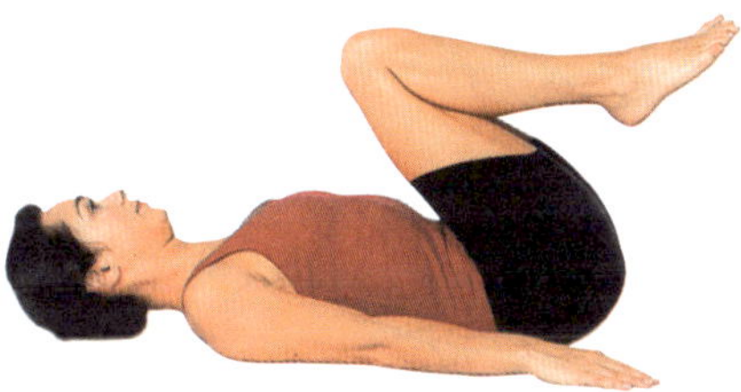

3
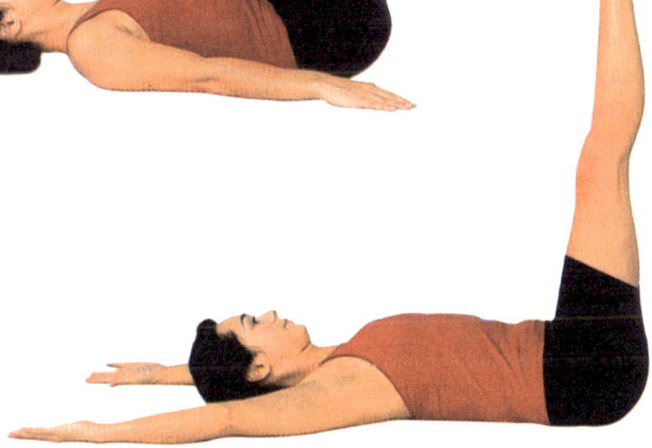

RESPIRAÇÃO ALTERNADA
Alunoma Viloma

Esta técnica manipula o fluxo de energia através dos *nadis* (canais) do corpo, propiciando o equilíbrio entre estimulação e relaxamento. Tente fazer a inspiração e a expiração durarem o mesmo tempo e tome cuidado para não forçar – toda respiração deve ser suave e delicada.

Use a mão direita para fechar as narinas: dobre o dedo do meio e o indicador na palma da mão, use o polegar para fechar a narina direita e o anular junto com o mindinho para fechar a narina esquerda. Feche a narina direita e inspire pela esquerda (ver ao lado, em cima). Agora feche a narina esquerda, solte o polegar e expire pela direita. Então, inspire pela narina direita (ver ao lado, embaixo). Feche-a com o polegar, solte os outros dedos e expire pela narina esquerda para completar um ciclo de *alunoma viloma*. Comece com oito ciclos e vá aumentando até chegar a dezesseis.

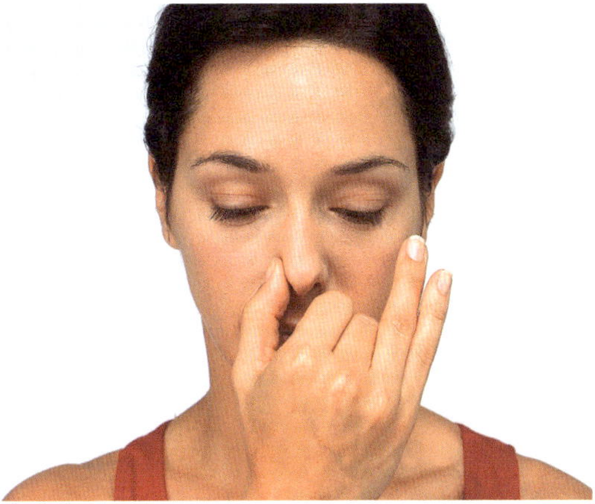

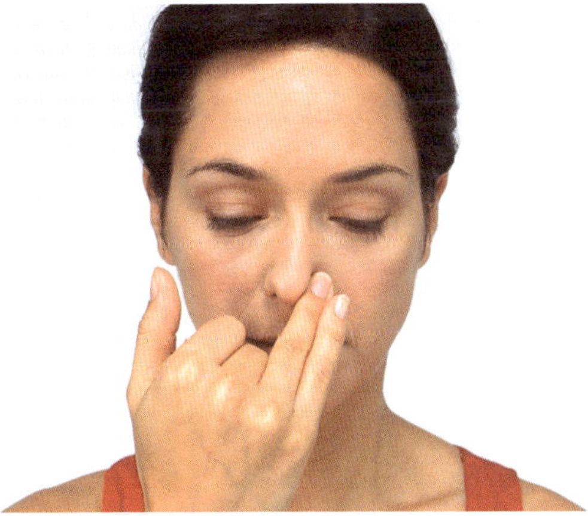

POSTURA DE TORÇÃO
Jathara Parivriti

1. Deite-se de costas com os braços estendidos para os lados, na altura dos ombros. Flexione os joelhos, mantendo os pés apoiados no chão. Eleve a perna esquerda na direção do teto.
2. Expire e leve cuidadosamente a perna esquerda para o lado direito do corpo. Se possível, segure as pontas dos dedos dos pés com a mão direita. Vire a cabeça delicadamente para olhar por cima do ombro esquerdo. Fique nessa posição e faça de 4 a 6 respirações completas e uniformes. Faça 2 vezes tanto do lado esquerdo quanto do direito.

As posturas de torção revigoram toda a coluna, aumentando o fluxo do prana e estimulando o sistema nervoso. Elas são especialmente boas para o sistema digestivo, além de tonificar e condicionar os órgãos internos.

1 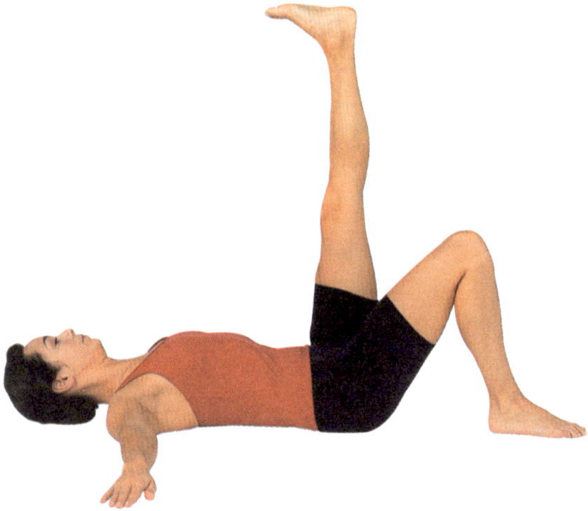

2 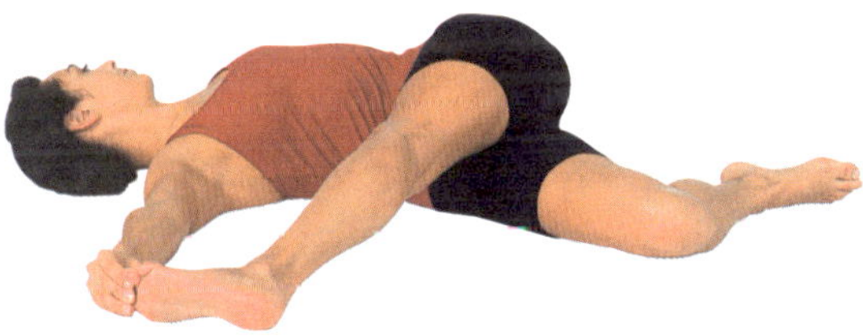

POSTURA DA PONTE

1 Deite-se de costas com os joelhos dobrados e os pés apoiados no chão, paralelos e abertos na largura do quadril. Firme os pés, mantendo os dedões em contato com o chão.

2 Inspire e eleve o quadril. Aproxime os ombros, unindo as mãos por baixo do corpo e empurrando-as delicadamente na direção dos calcanhares. Levante um pouco mais a pelve para elevar mais o quadril, com os joelhos paralelos. Respire fundo 3 vezes em toda a região do peito. Para desfazer a postura, solte as mãos e estenda os braços. Ao expirar, volte a coluna até o chão, uma vértebra de cada vez. Descanse até acalmar a respiração. Faça a sequência de 2 a 4 vezes.

Esta flexão revigorante expande o tórax e fortalece as pernas e a região abdominal. Faça a postura com todo o cuidado – observe o equilíbrio simétrico da postura quando você aproxima a parte da frente e a de trás do corpo para que se apoiem.

1 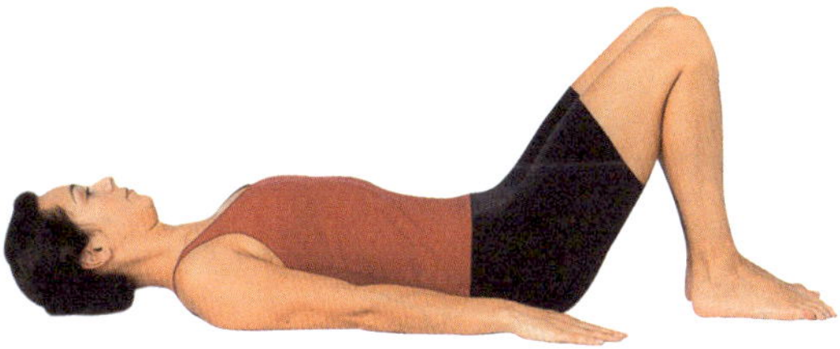

2 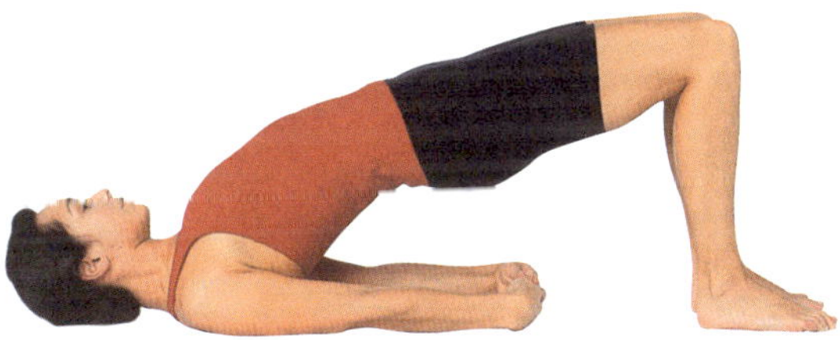

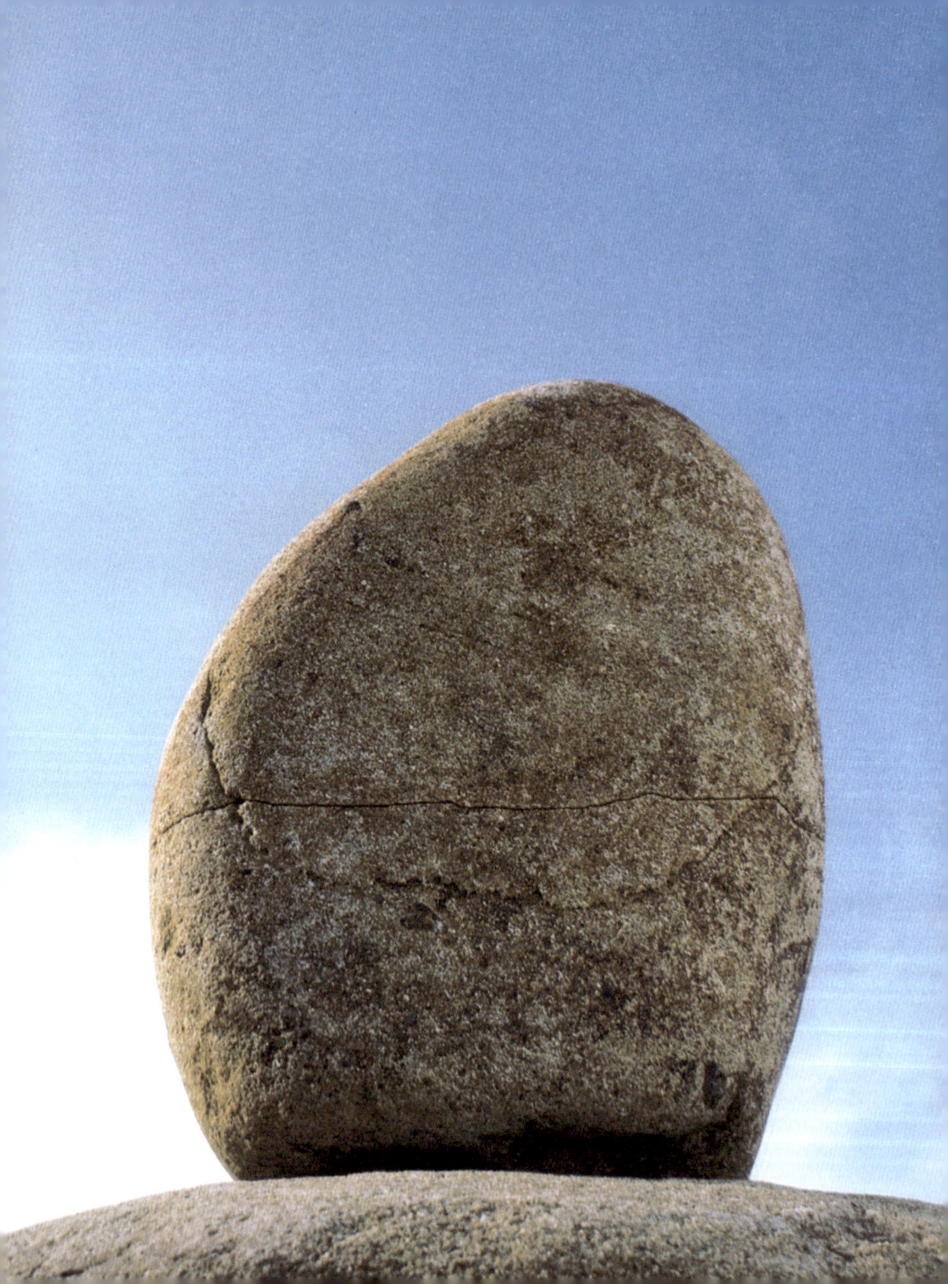

SOBRE O FORTALECIMENTO INTERIOR

Esta meditação se concentra no chacra da raiz (*muladhara*), centro de energia do corpo que nos conecta com a Terra, trazendo estabilidade (ver p. 29).

1 Sente-se numa posição confortável, com a coluna reta. Com as palmas das mãos viradas para baixo sobre os joelhos ou as coxas, feche os olhos. Concentre-se por alguns segundos em seu corpo: solte os músculos tensos e deixe que ele se expanda inteiramente em altura e largura: perceba a solidez e a estabilidade que a posição lhe propicia.

2 Concentre-se na respiração. Ao inspirar, puxe energia do chão para o corpo. A cada expiração você sente mais solidez, estabilidade e força.

3 Deixe que a mente se aquiete sobre a estabilidade e a força inatas do eu interior. Se perceber outros pensamentos passando pela mente, volte a focalizar a respiração. Depois de alguns minutos, concentre-se novamente no corpo. Perceba seu peso. Fique na posição sentada por alguns minutos antes de se levantar.

O estado da ioga pode ser alcançado
através da prática perseverante
e do desapego.

PATAÑJALI

SUTRAS DA IOGA (C. 200 A.C.-C. 200 D.C.)

A mente fica tranquila quando cultiva
a cordialidade diante da felicidade,
a compaixão diante da miséria, a alegria diante
da virtude e a indiferença diante do erro.

PATAÑJALI

SUTRAS DA IOGA (C. 200 A.C.-C. 200 D.C)

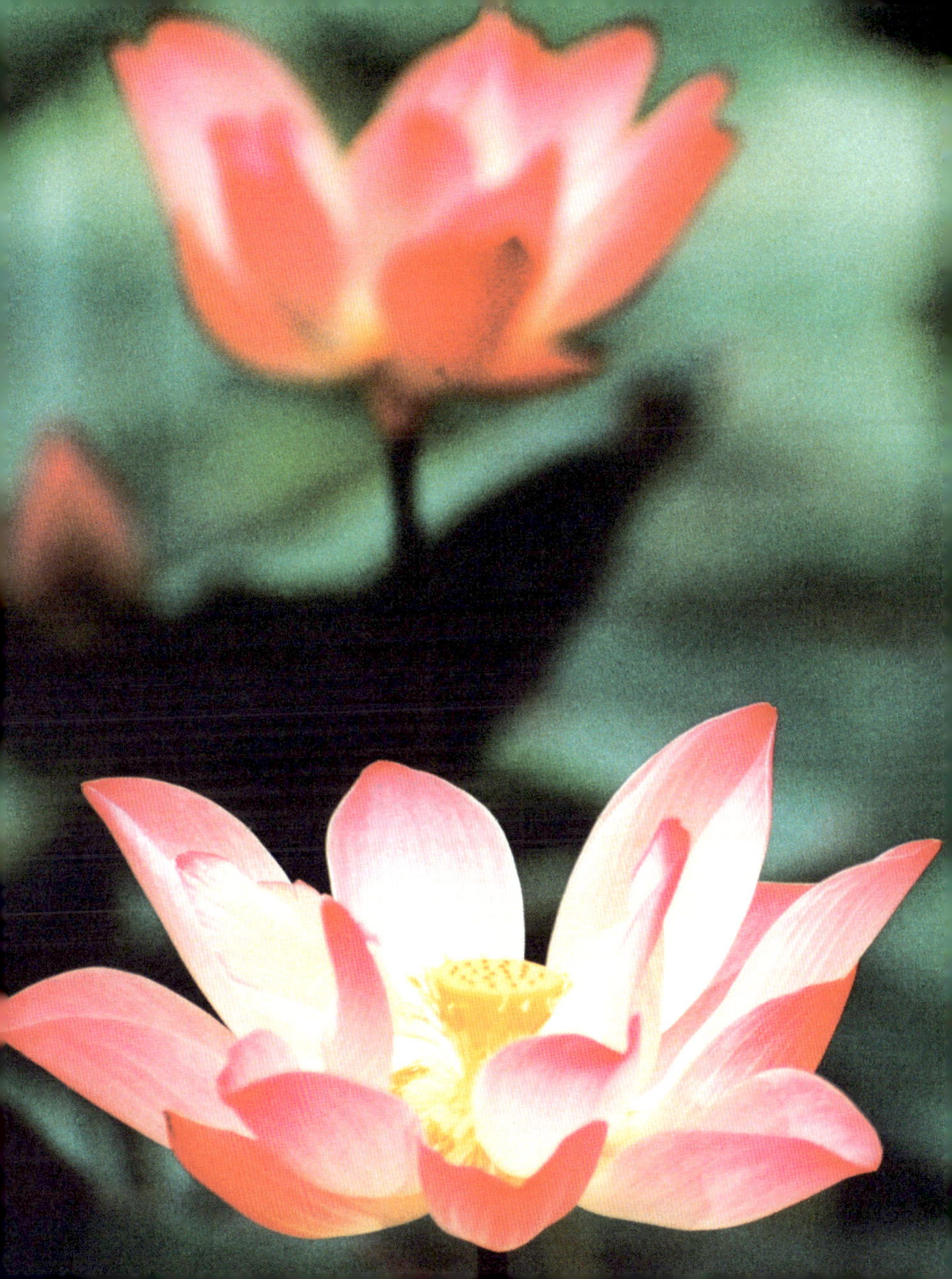

Capítulo 3

o relaxamento iogue

Parece que, em algum momento, a maioria das pessoas é submetida a estresse excessivo. Isso não é de surpreender, dada a vida "pouco natural" que levamos – nós nos distanciamos dos ritmos naturais do corpo e somos bombardeados por mensagens sensoriais. Pense nisto: quase todos nós acordamos com um despertador e logo depois temos de enfrentar o estresse do trânsito, do barulho constante e da poluição. Quando nos divertimos, exigimos ainda mais do sistema nervoso indo ao cinema (pense nas emoções que tem ao ver um filme de ação ou de terror!), vendo televisão ou ouvindo música. O estresse assume outras formas: o isolamento e o aborrecimento podem causar tanta tensão para o corpo e a mente quanto a superestimulação. O resultado geral, é claro, é que perdemos contato com a sensação inata de paz.

A ioga é conhecida pelos efeitos calmantes. Na verdade, ela é um poderoso instrumento que ajuda a quebrar o ciclo do estresse, a relaxar a mente e o corpo e a mantcr saudável e equilibrado o sistema nervoso. Este capítulo apresenta técnicas que o auxiliam a concentrar-se no seu íntimo. Elas o ajudam a libertar-se das causas externas do estresse e a voltar para um lugar de tranquilidade dentro de você. Pratique cada sugestão na sequência dada, ou uma a uma, como achar melhor.

A IOGA ACALMA

O estresse nem sempre é ruim – na verdade, todos precisamos de um pouco dele para nos manter motivados. No entanto, esse nível "ótimo" de estresse é diferente para cada pessoa. Pense na sua experiência – que nível de pressão você sente que é necessário para alcançar os melhores resultados? Para alguns, isso ocorre quando o dia é cheio de atividades, sem um minuto de tranquilidade; para outros, pode acontecer quando as solicitações surgem de repente, exigindo atitudes rápidas, entremeadas com longos períodos de calma. Não existe competição aqui – o nível de estresse "bom" é algo individual, e não há o que ganhar disputando com outra pessoa para ver quem "supera" o outro. Reconheça seus limites pessoais.

O corpo reflete o estado de espírito. Se estamos sob pressão (ou irritados), ele percebe o perigo e se prepara para a resposta conhecida como "lute ou fuja". Os músculos se contraem, antecipando a ação defensiva – ou uma escapada rápida! Se estiver sentado no escritório ou dirigindo no tráfego congestionado e ficar frustrado, irritado ou nervoso, a resposta lute ou fuja surgirá. No entanto, como não se trata de uma ameaça que você pode (no sentido físico) enfrentar ou da qual pode escapar, o estresse não é liberado. Depois de algum tempo, o corpo passa a adotar os sinais reveladores do reflexo lute ou fuja: ombros arqueados, estômago apertado, ranger de dentes e respiração curta, rasa.

Para enfrentar isso, precisamos de uma prática confiável que permita ao corpo liberar a pressão reprimida. A ioga é conhecida pelos efeitos calmantes. A prática das posturas movimenta os músculos, tirando-os dos padrões fixos de tensão e ajudando-nos a desfazer o enrijecimento muscular ligado ao estresse. Quando a respiração se acalmar e ficar mais profunda com a prática das posturas e da meditação, seu sistema nervoso voltará ao estado de relaxamento. A habilidade de encontrar a calma instantânea, porém, não vem de imediato. É preciso perseverar. Depois de algum tempo, a prática da ioga o ajudará a desenvolver novos padrões de resposta: uma postura mais aberta e flexível propicia uma mente mais aberta e flexível.

O GESTO DA SABEDORIA E O GESTO DO CONHECIMENTO
Jnana mudra e chin mudra

Estes mudras são usados em muitas práticas de meditação. Acredita-se que ajudem a canalizar a energia para os chacras superiores, elevando-nos a estados mais sutis de consciência – você sentirá leveza na coluna, no peito e na cabeça. Eles podem também induzir um sentimento mais sólido, de enraizamento, e estimular a memória e a capacidade de concentração.

Junte as pontas do indicador e do polegar de cada mão (ver ao lado). Descanse as mãos sobre os joelhos, com as palmas para cima, no mudra *jnana* (ao lado, em cima), ou para baixo, no *mudra chin* (ao lado, embaixo). Pratique cada um dos mudras por 5 a 15 minutos de cada vez, 1 ou 2 vezes por dia, ou use-os para ajudar a meditação ou a prática de respiração. Experimente mudar de um mudra para outro para se conscientizar de seus diferentes efeitos.

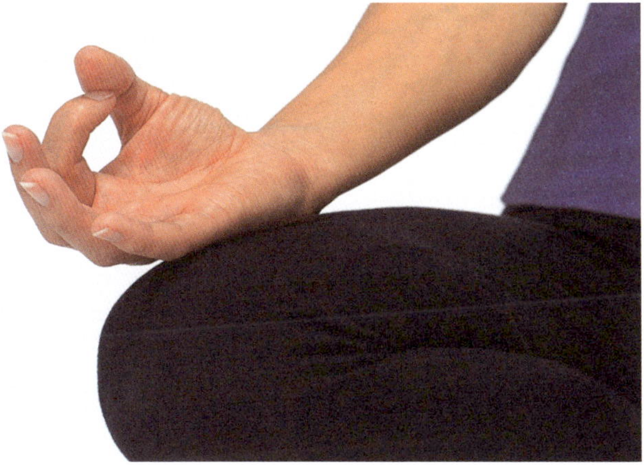

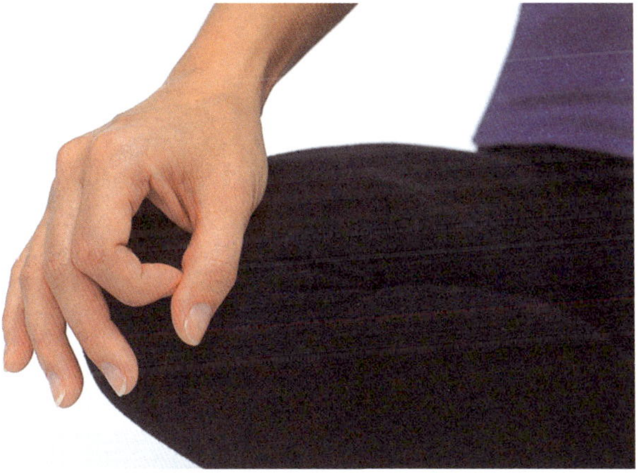

POSTURAS PARA RELAXAMENTO

Experimente estas posturas de relaxamento por 3 a 15 minutos, ou mais. São ótimas para desligar após um dia de trabalho.

Descanso da região lombar Deite-se no chão com uma almofada ou um cobertor enrolado sob os joelhos. Coloque as mãos no baixo abdômen. Esta postura alivia dores, cansaço e tensão na região lombar e o ajuda a se sentir "centrado".

Para expandir o tórax Use um travesseiro grande ou um cobertor bem enrolado para apoiar a parte de cima do corpo. Descanse os braços nas laterais, com as palmas das mãos para cima. Se sentir a região lombar muito esticada, aumente o apoio sob o quadril. Isso é ótimo para combater a tensão na área cervical e no pescoço. Se estiver muito tenso, pode ser melhor optar por outra postura.

Postura da criança com apoio Coloque uma grande almofada ou travesseiro entre os joelhos para fazer esta flexão para a frente – use um apoio que lhe dê uma sensação de bastante conforto. Simplesmente descanse a cabeça e relaxe os braços nas laterais.

Descanso da região lombar

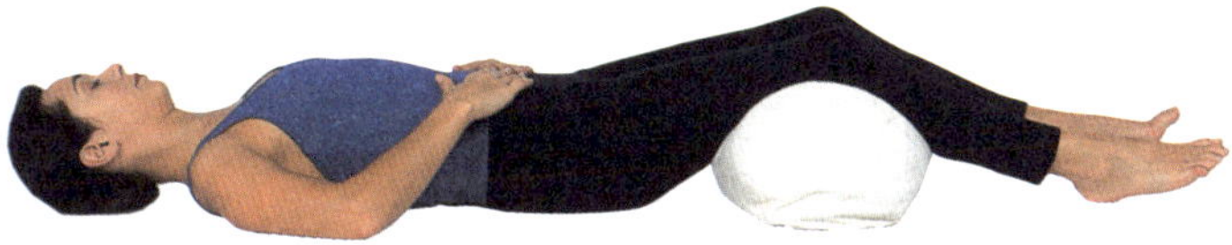

Para expandir o tórax

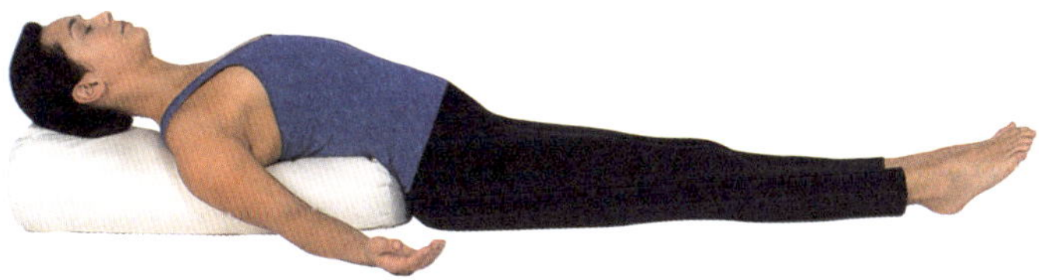

Postura da criança com apoio

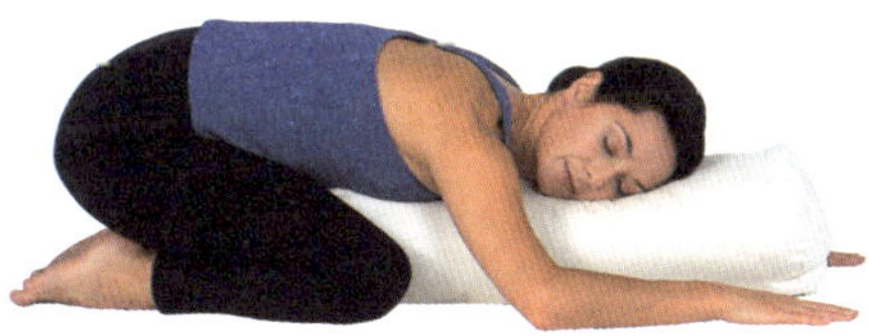

FLEXÃO FRONTAL
Uttanasana

1 Fique em pé, com os pés paralelos na largura do quadril. Abra e relaxe os ombros, girando-os para trás e para baixo. Alongue e solte a nuca.
2 Ao inspirar, eleve os braços acima da cabeça, levantando-os à frente ou abrindo-os nas laterais.
3 Expire e flexione o corpo para a frente. Abaixe as mãos em direção aos pés e flexione os joelhos até onde precisar para relaxar o tronco, a cabeça e o pescoço. Inspire e volte para a posição 2, erguendo os braços à frente, se tiver a força suficiente, ou abrindo-os para os lados, o que é um pouco mais fácil. Ao expirar, relaxe os braços nas laterais (posição 1). Repita de 4 a 6 vezes.

Este movimento simples é bom para a coluna e os órgãos internos. A concentração no fluxo da respiração e no movimento lhe dará uma atitude mais positiva.

FLEXÃO FRONTAL

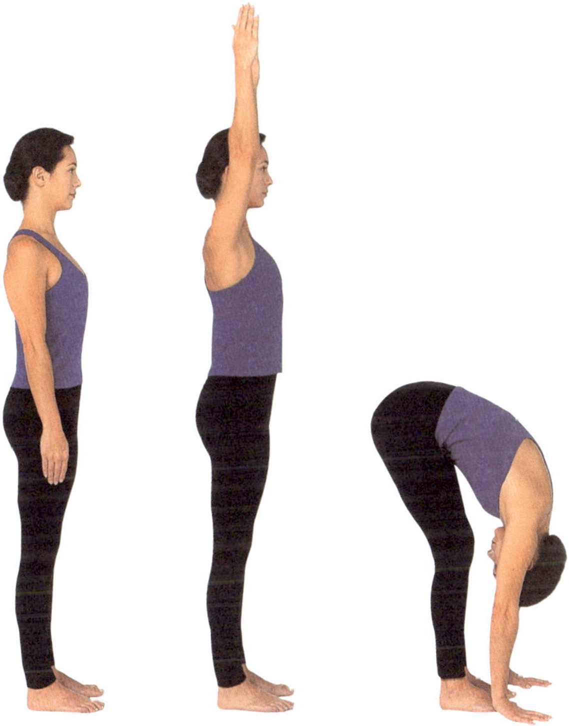

1 2 3

FLEXÃO FRONTAL PARA O LADO
Parsva Uttanasana

1. Em pé, com o pé esquerdo à frente e o direito ligeiramente virado para fora, inspire e eleve os braços acima da cabeça. Alongue a coluna e relaxe o cóccix, com o pé de trás bem firme no chão para ter estabilidade.
2. Ao expirar, incline-se para a frente. Dobre o joelho esquerdo um pouco, mesmo que você seja flexível o bastante para inclinar-se com a perna estendida. Coloque as palmas das mãos no chão, dos lados do pé, e relaxe a cabeça e o pescoço. Faça uma respiração completa: inspire para expandir a parte de cima das costas e o peito suavemente; expire para soltar. Inspirando, mantenha a coluna reta enquanto volta à posição 1. Ao expirar, relaxe os braços nas laterais. Faça 3 vezes de cada lado.

Esta é uma maneira maravilhosa de aliviar a sobrecarga! Pense em uma mochila cheia de tudo o que você não quer carregar mais e, ao inclinar-se para a frente, deixe que as coisas caiam.

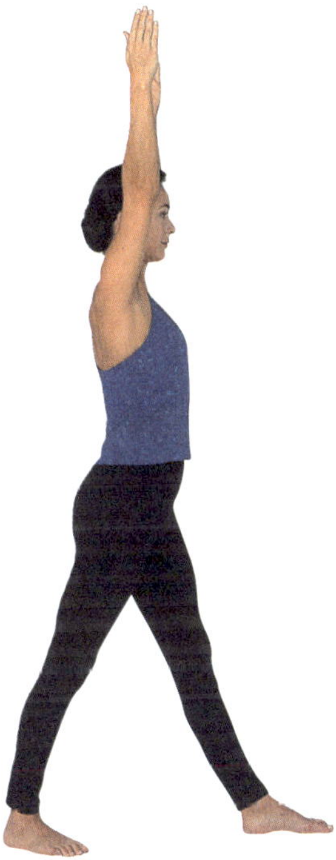

1

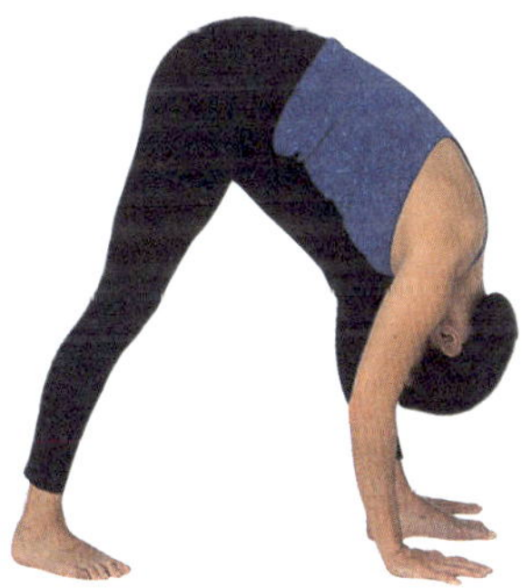

2

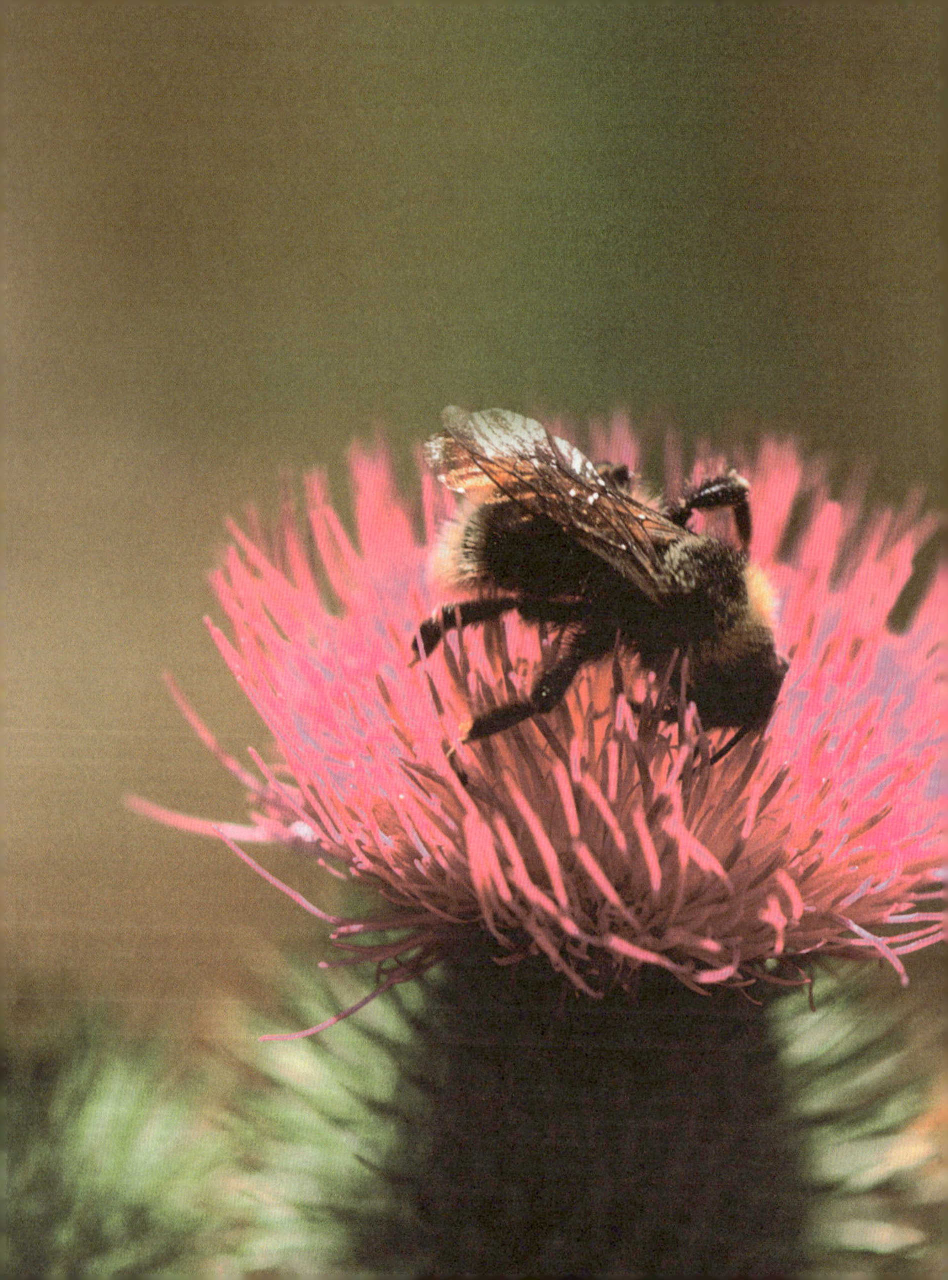

RESPIRAÇÃO DA ABELHA
Bhramari

O som produzido por este exercício de respiração lembra o de uma abelha. O zumbido cria uma vibração calmante e acolhedora no corpo. Esta técnica tranquilizará os nervos, com uma sensação de bem-estar.

Sente-se em posição confortável, com os olhos fechados, e procure voltar a atenção para dentro, para a respiração, por alguns segundos. Se desejar, tape os olhos levemente com os dedos. Inspire longamente. Ao expirar, emita o som do zumbido, com o maxilar relaxado. Sustente o zumbido todas as vezes que expirar, deixando o som vibrar em diferentes partes do rosto e da cabeça. Experimente vários tons até encontrar um que lhe pareça melhor – o som deve ser suave, vibrante e pleno. Mantenha esta técnica de respiração por 8 a 12 respirações completas (inspiração e expiração), depois continue em silêncio por alguns momentos, ouvindo a respiração e a vibração "pós-zumbido".

POSTURA DO GATO-CISNE DE JOELHOS

1 Ajoelhe-se no chão com as mãos nas coxas e os olhos fechados.
2 Ao inspirar, eleve os braços delicadamente acima da cabeça e levante o tronco, com os joelhos no chão.
3 Ao expirar, coloque as mãos no chão à frente e flexione a coluna suavemente para cima.
4 Inspire, flexione os cotovelos e estenda o tórax para a frente e para cima (esta é a postura do gato).
5 Ao expirar, incline a pelve e arredonde a coluna, sentando-se com o quadril em cima dos tornozelos, na postura do cisne. Inspire para voltar à posição 1 e expire para relaxar os ombros. Faça toda a sequência 6 vezes.

De modo delicado e suave, esta sequência alivia a tensão da coluna, refresca a cabeça e acalma os nervos. Tente completar a série com os olhos fechados. Preste atenção à duração e à qualidade da respiração e deixe que cada mudança de postura principie com o início da próxima inspiração ou expiração.

POSTURA DO GATO-CISNE DE JOELHOS

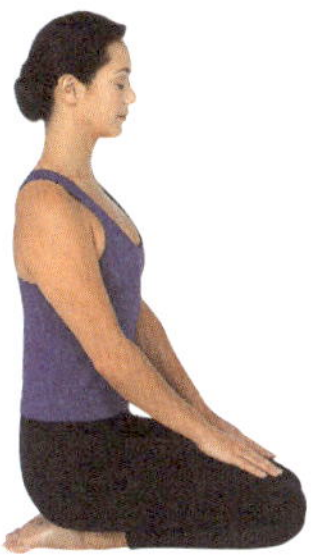

1

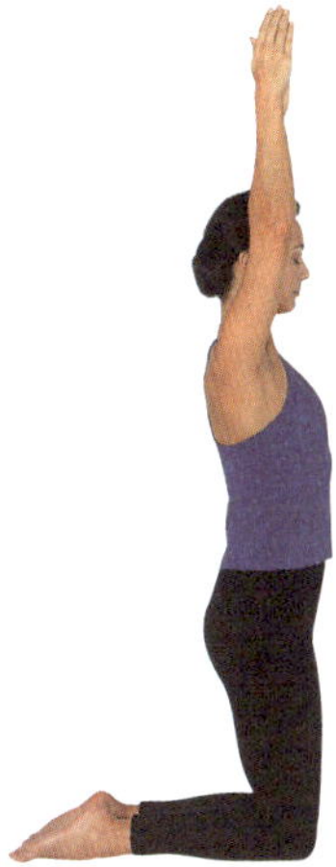

2

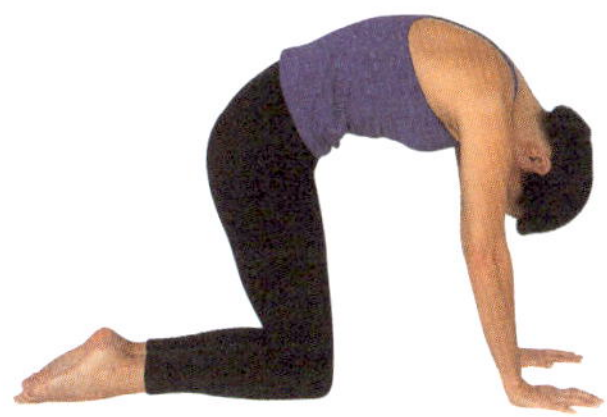

3

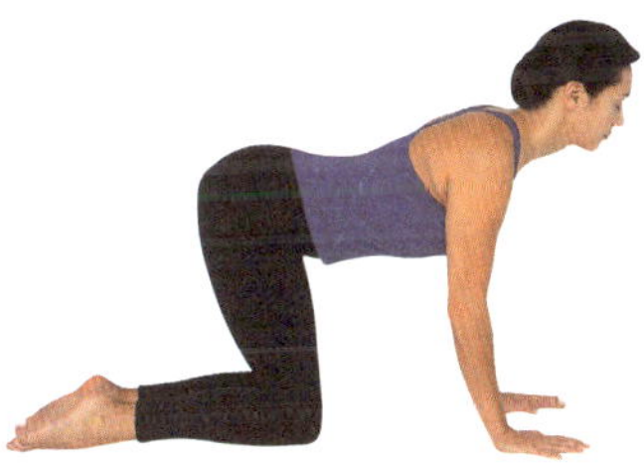

4

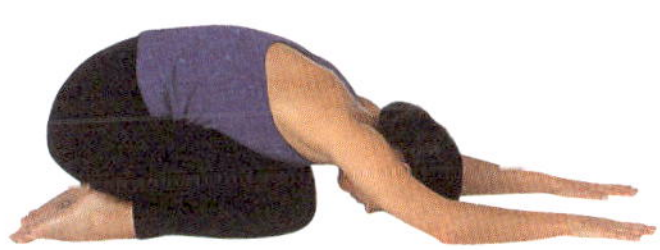

5

POSTURA DE CÓCORAS

1 Vire os pés levemente para fora, flexione os joelhos e fique de cócoras. (Se tiver dificuldade para ficar à vontade nesta posição, coloque um bloco ou um livro sob os calcanhares; ver ao lado). Não deixe que o peso vá para o peito do pé – isso pode sobrecarregar os joelhos. Una as palmas das mãos e pressione os cotovelos delicadamente no interior dos joelhos. Permaneça assim por algumas respirações.

2 Cruze os dedos das mãos, mantendo os polegares unidos, e repouse a testa levemente sobre eles. Feche os olhos e balance suavemente para a frente e para trás por alguns minutos, diminuindo o movimento aos poucos até parar. Levante a cabeça e o pescoço devagar para alongar as costas e depois abra os olhos.

A maioria dos ocidentais tem o quadril, os joelhos e os tornozelos duros devido ao costume de sentar-se em móveis desde crianças. A postura de cócoras alonga a região lombar e mantém os joelhos, tornozelos e quadril fortes e flexíveis. Pratique esta posição alguns minutos por dia para melhorar a flexibilidade e a postura.

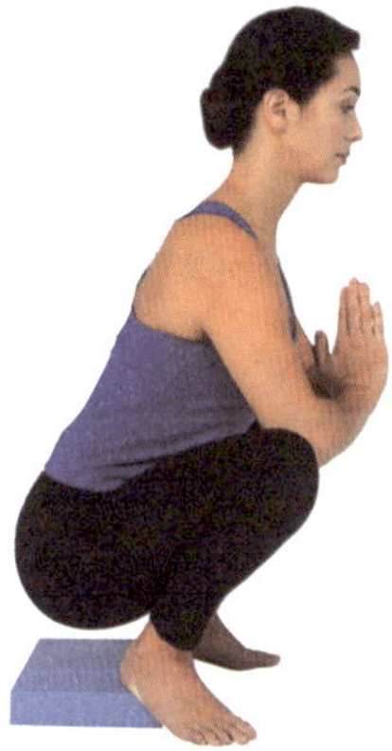

1

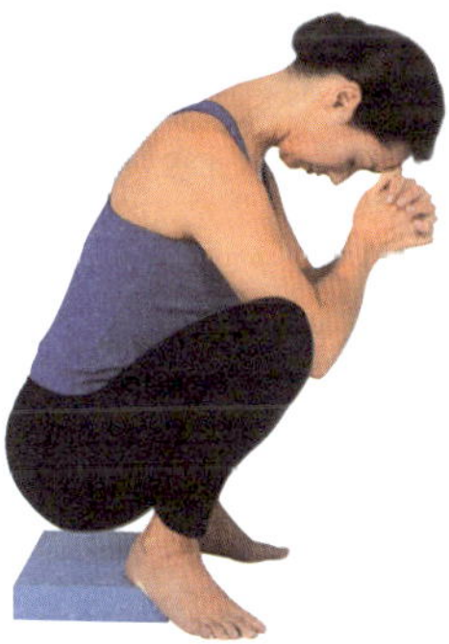

2

MUDRA DA HARMONIA INTERIOR
Matangi mudra

O mudra *matangi* ajuda a criar uma sensação de equilíbrio e harmonia na mente e no corpo. A prática deste mudra também propicia repouso e alívio em caso de fragilidade ou superestimulação e ajuda a acalmar a respiração e a aquietar a mente. Além disso, acredita-se que favoreça o fluxo de energia nos órgãos em torno do plexo solar (região do estômago).

Cruze os dedos das mãos e coloque-as na altura do plexo solar. Solte os dois dedos médios, estenda-os e junte-os, formando uma ponta. Mantenha o mudra por alguns minutos. Procure praticá-lo 2 ou 3 vezes por dia ou use-o sempre que sentir que precisa se "equilibrar".

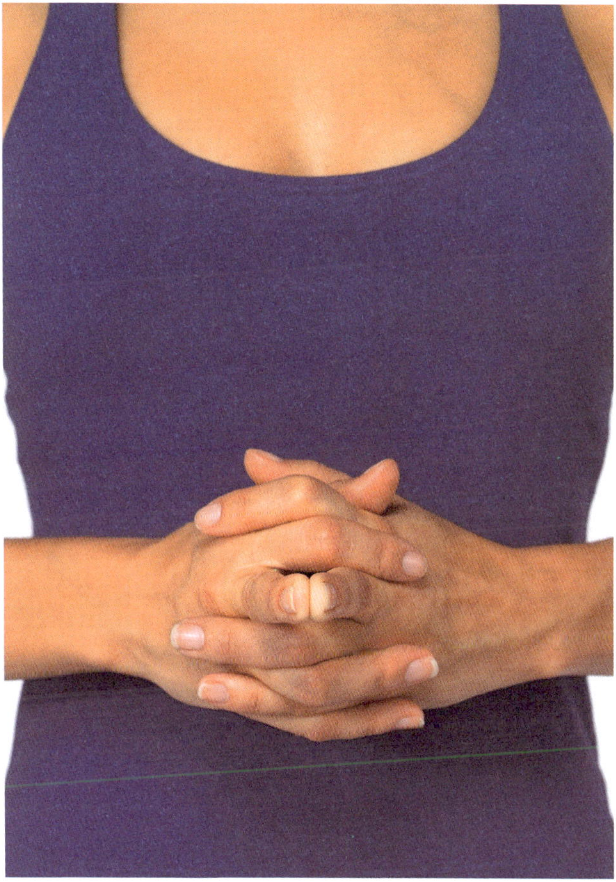

POSTURA DA CABEÇA NOS JOELHOS
Janu Sirsanana

1 Sente-se no chão ou sobre um pequeno bloco ou almofada para elevar levemente o quadril. Estenda as pernas e flexione o joelho direito de forma que o pé direito encoste na coxa esquerda. Se o joelho direito ficar longe do chão, apoie-o numa almofada. Inspirando, eleve os braços acima da cabeça com as palmas da mãos voltadas para dentro e alongue toda a coluna.

2 Ao expirar, abaixe as mãos até o chão, dos lados do joelho (ou na canela, ou mesmo no pé esquerdo, se os alcançar). Relaxe o tronco ao inclinar-se para a frente na direção da perna estendida. Inspire e volte à posição 1. Faça a sequência 4 vezes. Depois, na quinta vez, permaneça por 4 respirações na posição 2. Repita toda a sequência do outro lado.

Esta postura estimula a coluna e os órgãos internos. O gesto de abaixar a cabeça também significa renunciar ao que está pesando e "esquecer", tanto física quanto mentalmente.

1

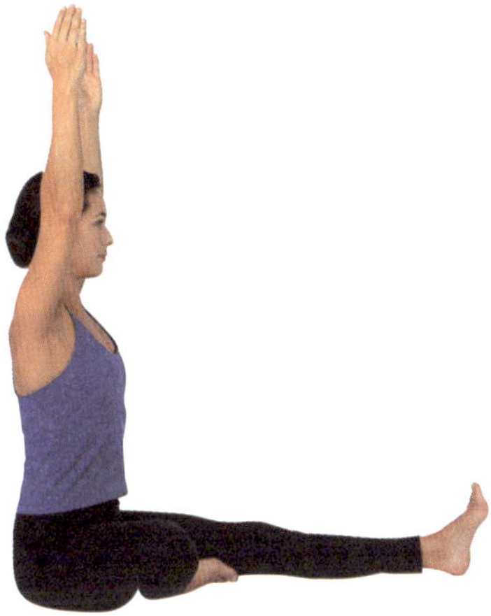

2

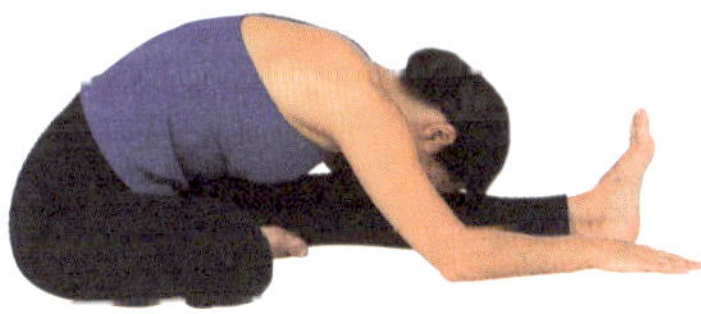

DUAS TORÇÕES SUAVES

Torção da região sacral

1 Deite-se com os joelhos flexionados e os pés no chão, joelhos e pés unidos. Estenda os braços para os lados na altura dos ombros, com as palmas das mãos para cima.

2 Ao expirar, solte os joelhos para o lado direito. Fique assim por 6 a 8 respirações. Inspire para voltar à posição 1 e repita do outro lado.

Torção da região lombar

1 Deite-se de costas e traga os joelhos em direção ao peito. Estenda os braços para os lados, na altura dos ombros, com as palmas das mãos para cima.

2 Expire, solte os joelhos para o lado direito e vire a cabeça para o lado esquerdo. Fique assim por 6 a 8 respirações. Inspire para voltar à posição 1 e repita do outro lado.

A torção da região sacral se concentra no baixo abdômen e na parte inferior das costas, que acumula tensão; a torção da região lombar atenua essa rigidez e alivia problemas digestivos.

Torção da região sacral

1

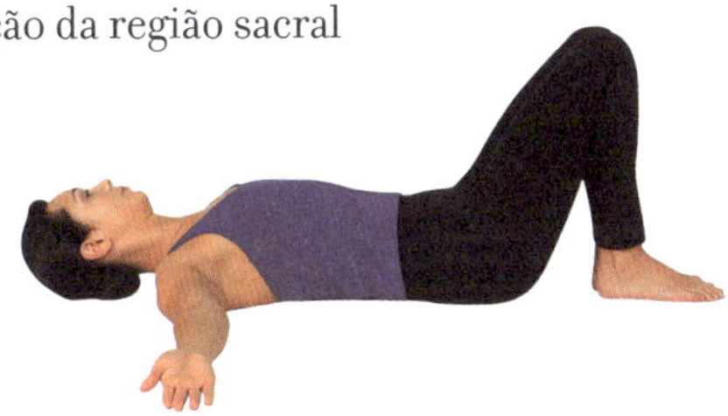

2

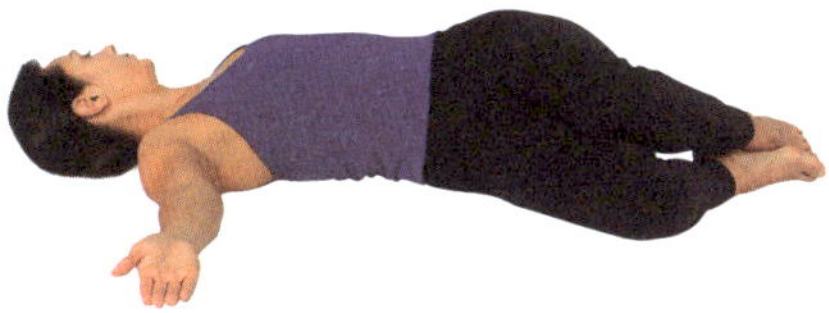

Torção da região lombar

1

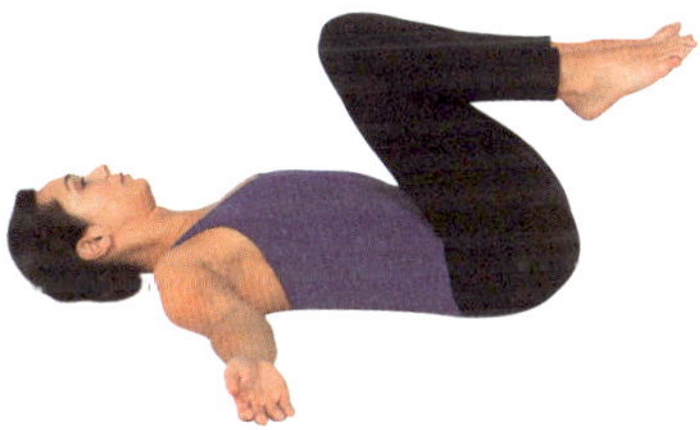

2

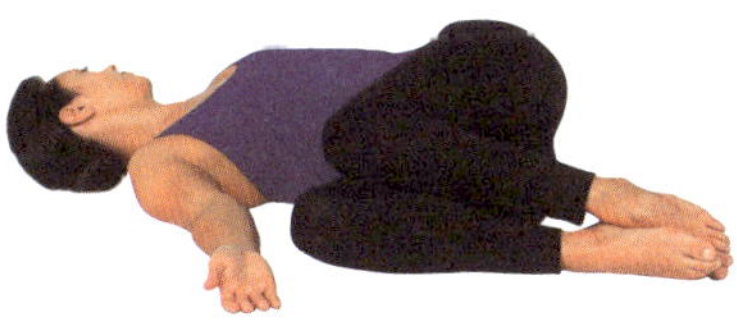

POSTURA DA PONTE/POSTURA DOS JOELHOS NO PEITO

Dwi pada Pitham/Apanasana

Postura da ponte

1. Deite-se de costas com os braços ao longo do corpo, os joelhos flexionados e os pés apoiados no chão.
2. Inspire, leve os braços acima da cabeça e eleve o quadril. Expire e volte para a posição 1. Faça 6 vezes.

Postura dos joelhos no peito

1. Deite-se de costas. Expirando, traga os joelhos até o peito, com as mãos nos joelhos e os cotovelos junto ao corpo.
2. Ao inspirar, afaste os joelhos do peito até os braços ficarem quase estendidos. Faça 6 vezes.

Estas posturas massageiam a coluna e soltam a tensão dos ombros, alongando as partes da frente e de trás do corpo. Tente fazê-las em sequência antes de se deitar, mantendo os olhos fechados.

Postura da ponte

1

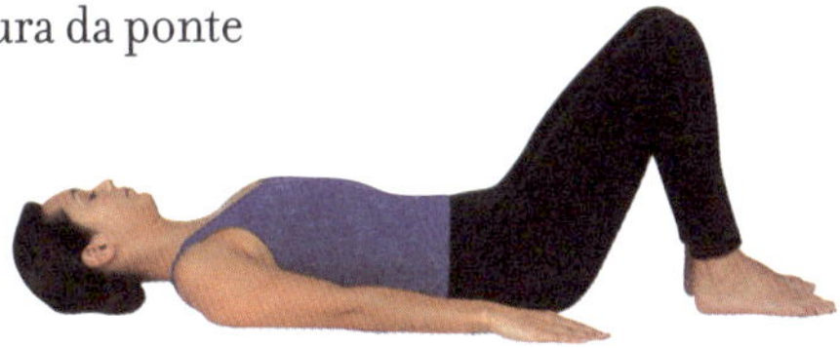

2

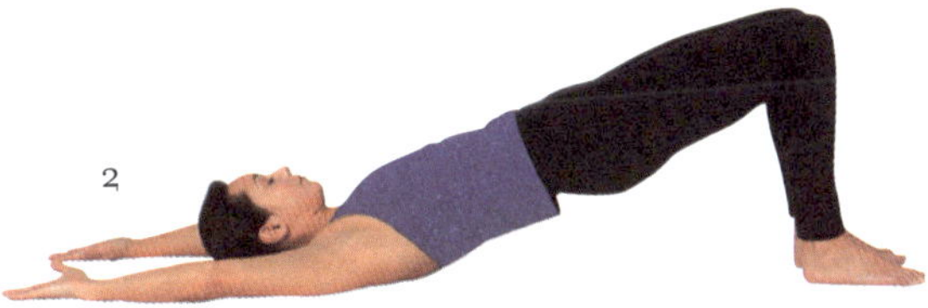

Postura dos joelhos no peito

1

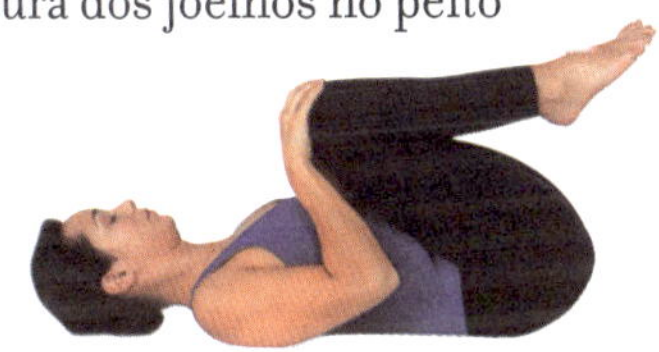

2

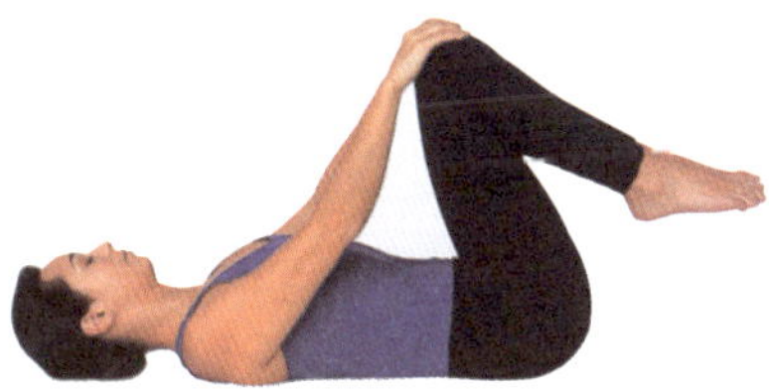

DORMIR E ACORDAR

Acredita-se que, no sono profundo, ficamos mais próximos de nosso eu interior e do que é sagrado dentro de nós. Muitas pessoas sofrem de insônia ou sono intranquilo quando enfrentam estados de ansiedade ou estresse. Em alguns casos, esse problema pode se tornar crônico, resultando em fadiga e depressão. Se você tem insônia ou quer apenas garantir uma boa noite de sono, as técnicas de ioga abaixo poderão ajudá-lo a ter um sono profundo e acordar sentindo-se renovado.

Posturas para dormir Posturas de descanso, como as flexões para a frente (ver p. 76) e as torções suaves (ver p. 90), ou qualquer postura para relaxamento da página 74, oferecem o prelúdio ideal para o sono. Evite extensões muito fortes.

Respiração para dormir Um pouco de respiração *ujjayi* (ver p. 49) ou respiração alternada (ver p. 58) vai equilibrar o sistema energético do corpo, propiciando um sono tranquilo.

Mudra para o sono *(shakti)* A prática do mudra *shakti* antes de dormir ajuda a desligar e relaxar. Encoste os polegares nas palmas das mãos, envolva-os com os dedos médios e indicadores e junte as mãos de forma que as pontas dos mindinhos e dos anulares se toquem. Deixe que o ritmo da respiração e dos pensamentos diminua e feche os olhos. Permaneça assim por 5 a 10 minutos.

O despertar É muito comum as pessoas dizerem que se sentem sonolentas de manhã. Tente seguir esta rotina antes de se levantar para se sentir revigorado: aperte em volta da beirada das orelhas; entrelace os dedos, vire as palmas das mãos para fora e levante-as acima da cabeça; espreguice o corpo, boceje e respire fundo várias vezes.

Mais algumas dicas para dormir melhor: procure se deitar sempre no mesmo horário. Evite tomar álcool, café, chá ou qualquer bebida que tenha algum tipo de estimulante (inclusive chocolate). Não coma perto da hora de dormir. Experimente tomar chá de camomila ou um copo de leite quente com uma pitada de noz-moscada. Procure ter um "tempo tranquilo" de mais ou menos uma hora antes de dormir – desligue a televisão ou o rádio e, se puder, olhe para as estrelas por alguns instantes.

SONO IOGUE
Yoga Nidra

Nidra (sono iogue) é uma forma de relaxamento muito profundo em que a mente permanece consciente, mas todo o corpo relaxa como se você estivesse dormindo.

Para praticar a ioga *nidra*, o ambiente deve estar com uma temperatura agradável e ser bem ventilado. Deite-se de costas com as pernas estendidas, levemente separadas; os braços descansam com as palmas das mãos para cima, a alguns centímetros do quadril. Você pode se cobrir com uma manta, pois a temperatura do corpo cai quando se relaxa. Caso sinta desconforto na região lombar, coloque uma almofada sob os joelhos; você também poderá flexioná-los e apoiar os pés no chão. Na ioga *nidra* você simplesmente leva a consciência a percorrer o corpo. Não tente relaxar conscientemente – apenas siga as instruções do exercício (você poderá gravá-las antes de fazê-lo).

Concentre-se no pé esquerdo e na parte de baixo da perna esquerda (músculos da canela e da panturrilha), na parte da frente e na de trás do joelho esquerdo, na coxa, na cavidade do quadril e na pelve. Volte à cavidade do quadril, inverta a ordem de seu foco de atenção e desça pela perna. Repita com a perna direita. Relaxe a região abdominal para que fique mais suave e solte os músculos ao redor do umbigo para que você possa "afundar" no chão. Agora concentre-se em cada vértebra, uma a uma, a partir do cóccix (a base da coluna) até o pescoço. Preste atenção nas batidas de seu coração. Monitore o movimento da respiração na caixa torácica por alguns momentos. Concentre-se na mão esquerda: a palma, o polegar e os dedos. Preste atenção em seu pulso esquerdo, antebraço, cotovelo, parte superior do braço esquerdo, ombro, clavícula, e depois percorra o braço para baixo. Repita com o lado direito. Agora volte a atenção para o couro cabeludo, a testa, as bochechas, pálpebras, lábios, queixo e garganta. Solte a língua dentro da boca. Sinta o movimento da respiração nas narinas. Deixe os olhos relaxar no fundo da cavidade ocular e sinta a cabeça descansando no chão. Simplesmente mantenha a mente e o corpo quietos. Fique assim por alguns minutos. Depois, lentamente, volte a sentar-se.

SEQUÊNCIA DE RESPIRAÇÃO RELAXANTE

1 Deite-se de costas com os joelhos flexionados e os pés apoiados no chão, na largura do quadril. Descanse os braços nas laterais, com as mãos para baixo. Feche os olhos.

2 Inspire e eleve os braços na vertical. Expire então para relaxar os ombros pesadamente no chão.

3 Inspire e leve o braço direito acima da cabeça; expire para trazê-lo de volta à posição 2.

4 Inspire e leve o braço esquerdo acima da cabeça; expire para trazê-lo de volta à posição 2.

5 Inspire e abra os braços; expire e deixe-os descansar no chão. Então inspire e levante os braços na posição 2; expire e volte os braços para a posição 1. Faça todo o exercício de 4 a 8 vezes e depois relaxe por alguns minutos para que a mente e o corpo fiquem absolutamente quietos.

Esta sequência de movimentos de braços, combinada com respiração profunda e uniforme, é a maneira ideal de desligar e relaxar depois de um dia estressante – alivia a tensão nos ombros, pescoço e maxilar.

1

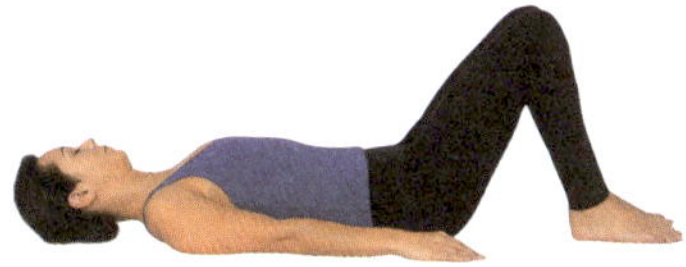

2

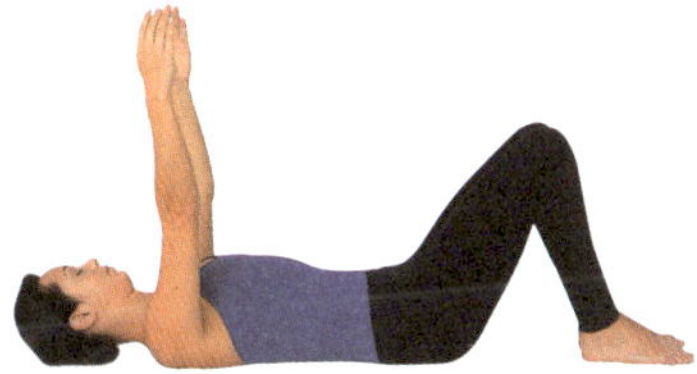

3

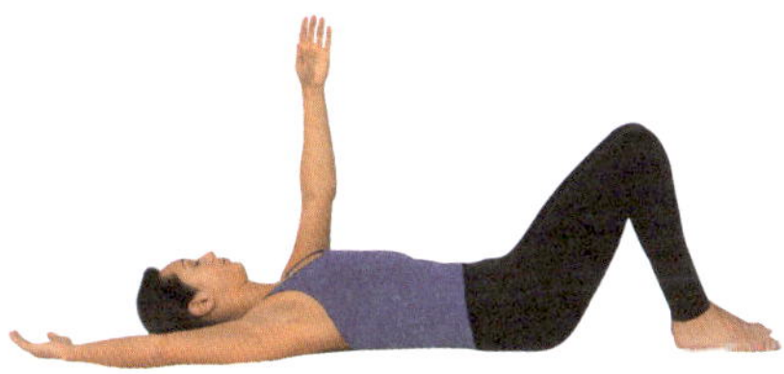

4

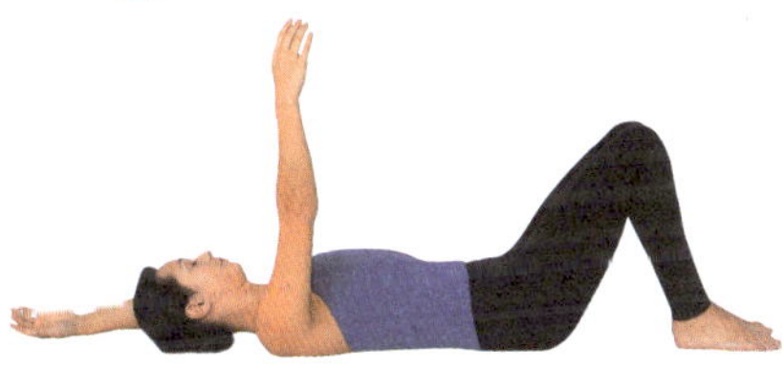

5

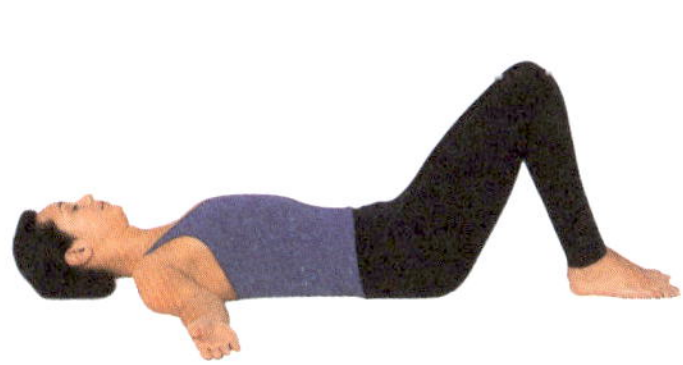

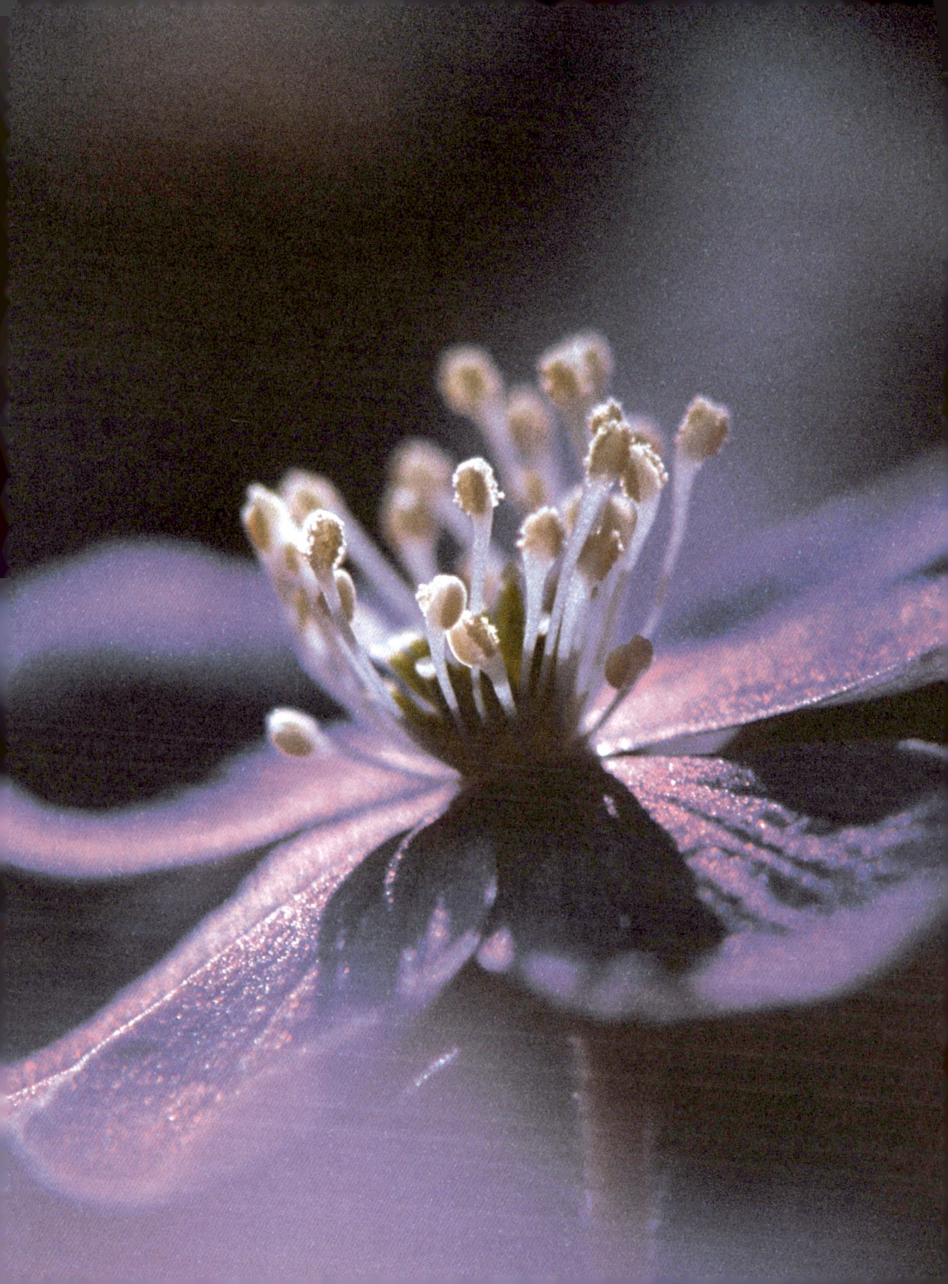

SOBRE A HARMONIA INTERIOR

Esta meditação se concentra no coração, onde fica o chacra *anahata* (ver p. 29) – que se costuma associar à paz e à compaixão afetuosa.

1 Sente-se em posição confortável. Junte os indicadores e os polegares no mudra *chin* (ver p. 72). Feche os olhos. Faça a respiração *ujjayi*, lenta e regularmente, por alguns minutos (ver p. 49).

2 Alivie a tensão na parte baixa das costas alongando a coluna e relaxando os ombros. Encha os pulmões, relaxe o rosto, solte o maxilar, abaixe o queixo levemente na direção do pescoço e relaxe a parte interna das pernas.

3 Volte a atenção para o centro do corpo – seu coração. Concentre-se na sensação de paz que experimenta aí: ao inspirar, visualize uma luz irradiando do coração e penetrando cada célula do corpo; ao expirar, leve luz para o coração a partir da superfície da pele. Depois de alguns minutos, junte as palmas das mãos e fique assim por alguns instantes antes de abrir os olhos.

Antes de ensinar ioga, o professor deve avaliar
o momento, o ambiente, a idade, o tipo de trabalho,
a energia e a força da pessoa.
[...]
Como os corpos são diferentes, nem todos
os ássanas são bons para todas as pessoas.
[...]
Grandes sábios, tendo examinado as necessidades de
todos os tipos de pessoas, propuseram muitos ássanas.
Entre eles, o que for adequado deve ser compreendido,
e os ássanas apropriados devem ser ensinados.

SRI NATHAMUNI

(SÉCULO 9º)

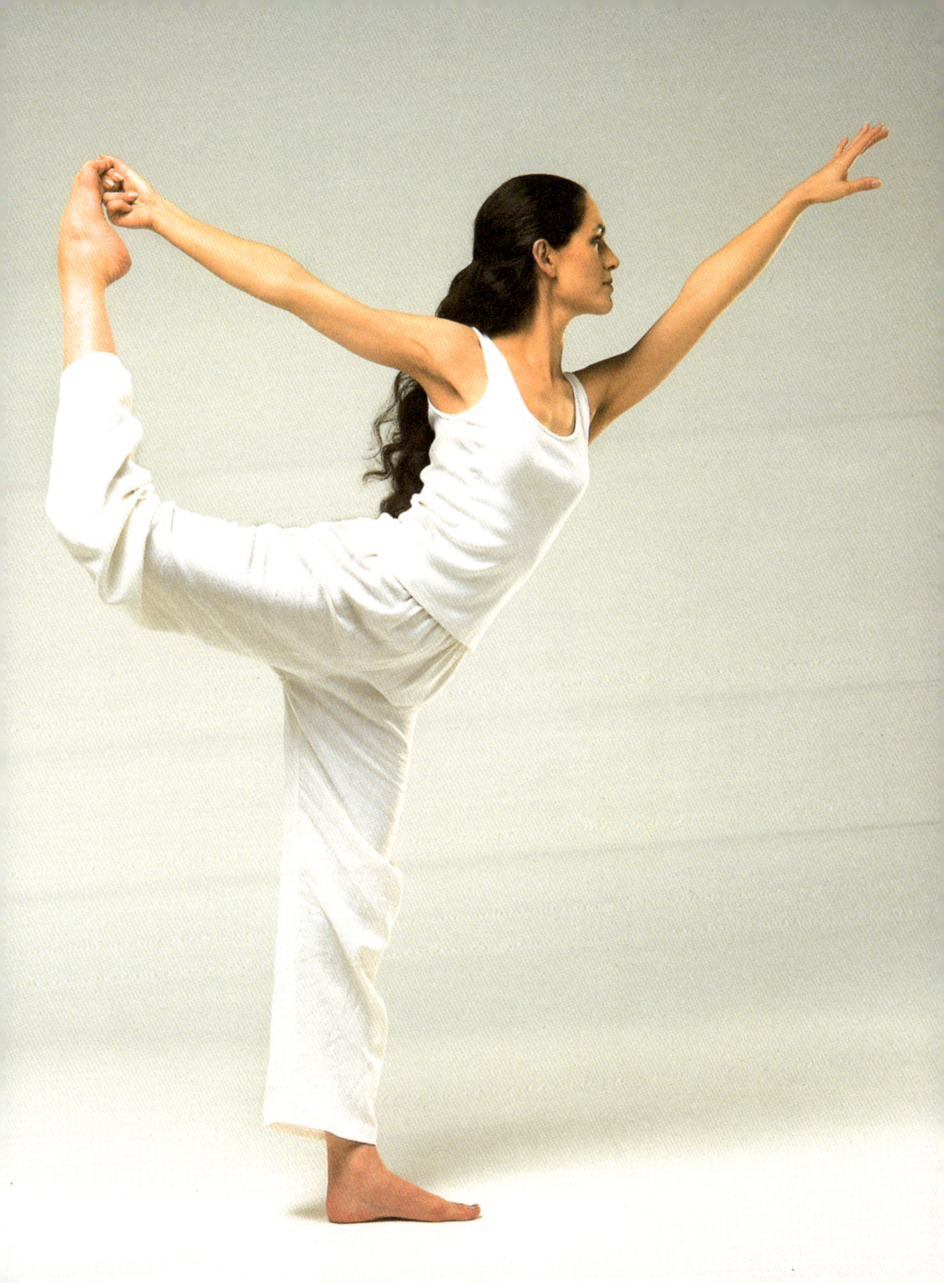

Capítulo 4

vida iogue

A ioga não é apenas um sistema de exercícios. Ela também pode ser um método para harmonizar todos os aspectos de uma pessoa (mente, corpo e espírito) e de sua vida – não importa qual seja a situação. O fato de alguém conseguir se sentar na postura do lótus não significa que seja "bom" em ioga (esse é um dos motivos por que o lótus nem aparece neste livro). O objetivo da ioga não é alcançar a postura perfeita, mas estar disposto a levar para a vida diária aquilo que se aprendeu a respeito de si durante a prática – e conseguir fazê-lo. Por isso, é importante não comparar a sua experiência da ioga com a de outra pessoa, mas apenas seguir a intuição sobre o que é certo para você mesmo.

Neste capítulo você descobrirá duas maneiras de expandir o trabalho que faz com as posturas, e juntas elas formarão um guia completo para uma vida saudável, feliz e equilibrada. Primeiro, faremos a descrição dos princípios sociais e éticos da ioga – seu entendimento ajudará a levar o espírito da ioga para todos os aspectos de sua vida. Depois, daremos uma visão introdutória do "irmão gêmeo" da ioga, o aiurveda, método de cura tradicional da Índia. Pelo aiurveda conseguimos observar e reconhecer as qualidades que fazem de nós quem somos. Com esse conhecimento, você poderá adequar a rotina diária e a prática de ioga à sua constituição individual.

A IOGA NO MUNDO COTIDIANO

Os *Sutras da Ioga* de Patañjali (c. 200 a.C.-c. 200 d.C.) descrevem um caminho de oito passos para a ioga, conhecidos como Oito Estágios (ou Oito Degraus) da Ioga. Os dois primeiros são iama e niama, os princípios sociais e pessoais que devem nortear nossa vida para a busca da autorrealização. Os dois estágios seguintes são os ássanas (posturas) e o pranaiama (técnicas de respiração), já abordados neste livro. Os últimos quatro são pratiaara (*pratyahara*, abstração dos sentidos), daraná (*dharana*, concentração), diana (*dhyana*, meditação) e samádi (*samadhi*, superconsciência).

Para começar a integrar a ioga à nossa vida, precisamos entender os dois primeiros estágios. Embora talvez não consigamos adotar todos os princípios éticos do iama (ver pp. 108-9) e do niama (ver pp. 110-3) de uma vez, devemos introduzi-los gradualmente. Pouco a pouco, eles formarão uma estrutura de ideais universais que podem enriquecer nossa vida rumo ao desenvolvimento espiritual.

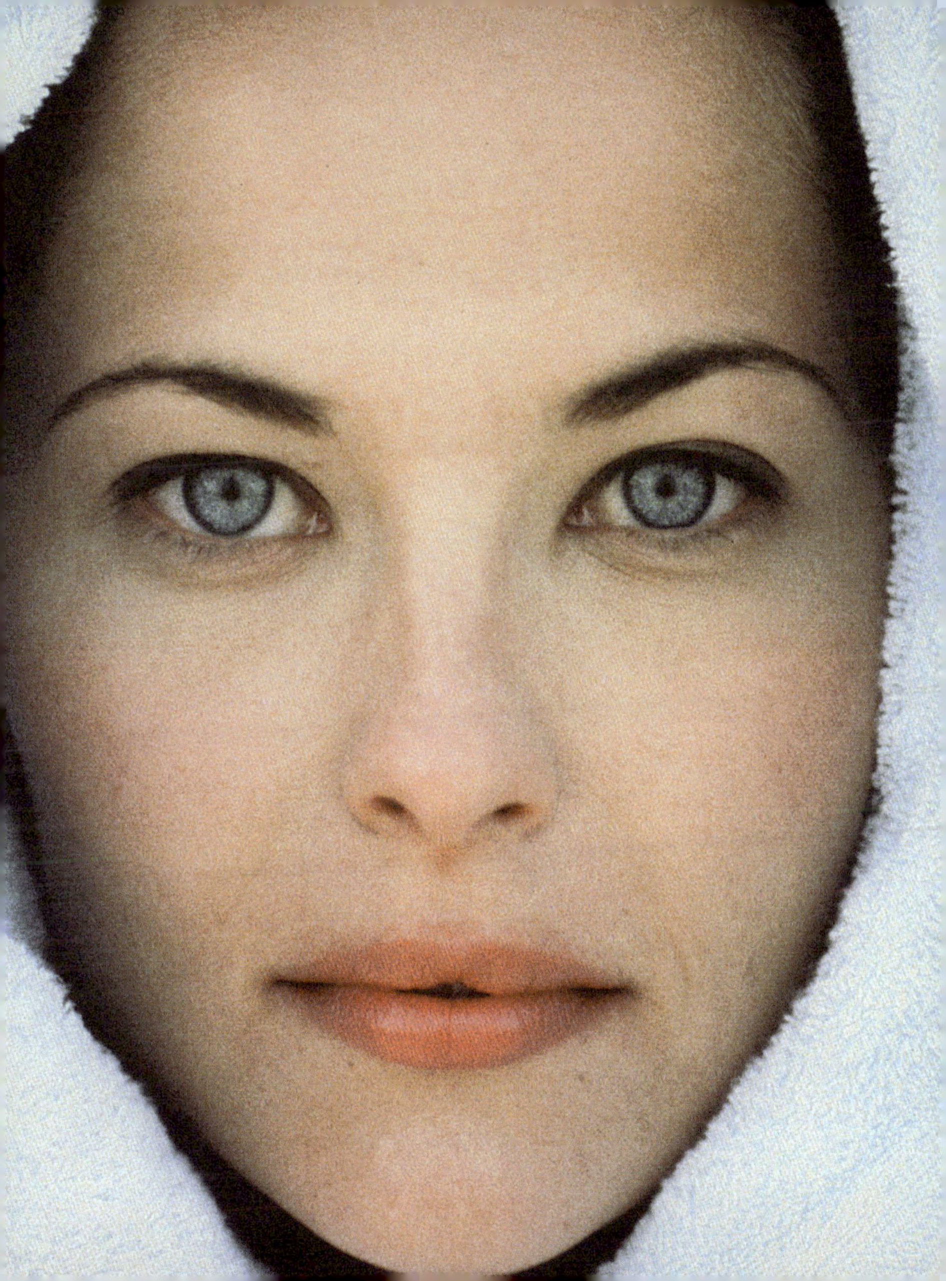

IAMA

A seguir, os cinco iamas da conduta social – o primeiro estágio da ioga.

Não-violência ahimsa

O primeiro e mais importante dos iamas é *ahimsa*, ou não-violência. *Ahimsa* não é só um princípio de não-violência em relação às outras pessoas – inclui também o meio ambiente e até você mesmo. Comece respeitando a saúde – com alimentos que fazem bem – e evitando exercícios inadequados, que possam machucar o corpo (isso se aplica também a posturas de ioga e exercícios de respiração).

Verdade satya

Apesar de parecer simples, é preciso muita coragem para ser sincero. Devemos tentar falar apenas a verdade. Se não for possível fazer isso sem causar algum dano, é melhor ficar em silêncio. *Satya* também implica um olhar profundo para o íntimo, para encontrar a verdade sobre nós próprios.

Não roubar asteya

Não devemos nos apoderar do que não nos pertence. Esse princípio também deve ser aplicado ao tempo e à boa vontade dos outros. Na prática de ioga, procure não "roubar" parte de uma postura para melhorar outra (por exemplo, não force uma postura de modo a não conseguir respirar adequadamente).

Moderação brahmacarya

A moderação em todas as coisas leva a um estilo de vida harmonioso. Somos sempre tentados a exagerar, mas lembre que qualquer coisa em excesso pode ser ruim. Nada em exagero é positivo, nem mesmo as posturas de ioga!

Ausência de ambição aparigraha

Aparigraha (também traduzido como "desapego") descreve um estado em que temos aquilo de que precisamos e o usamos com sabedoria sem desejar mais. Comece utilizando este iama na prática da ioga. Em vez de tentar "melhorar" as posturas, concentre-se em fazê-las cuidadosamente, sem esperar resultado ou recompensa.

NIAMA

Niama, o segundo estágio da ioga, compõe-se de cinco princípios interdependentes ligados à conduta pessoal.

Limpeza sauca

Nosso primeiro dever para conosco é manter o corpo e a mente saudáveis e fortes. A limpeza não apenas conserva a saúde do corpo como simboliza a eliminação das impurezas da mente e do espírito. O ideal é que você se lave antes e depois de praticar ioga. As posturas ajudam a manter os sistemas internos limpos e bem nutridos. Podemos também estender a prática de *sauca* ao ambiente. Mantendo o lugar em que vivemos bem organizado, tornamo-nos mais eficientes na vida diária e mostramos respeito pelo ambiente.

Contentamento samtosa

O contentamento consiste em ter uma atitude positiva em relação a tudo na vida (passado, presente e futuro), enxergando o copo "semicheio" em vez de "semivazio".

Pode ser difícil estimular esse modo de agir, uma vez que somos continuamente encorajados a julgar os outros e a nós próprios pelos bens que possuímos. Isso pode alimentar emoções como a inveja. Estar contente, porém, não significa que não devamos lutar para melhorar nossa situação ou mudar o que consideramos injusto. Devemos tentar nos libertar de qualquer tipo de sentimento de ganância ou ambição material, enriquecer nossa autopercepção e ficar contentes com o que temos.

Disciplina ou austeridade tapas

A disciplina não é muito bem aceita. Podemos rejeitar a ideia de *tapas* como pouco atraente – ou rígida demais. No entanto, levando uma vida disciplinada, podemos ser moderados em tudo e viver com equilíbrio. A moderação (*brahmacarya*) é um dos cinco iamas da conduta social. Pense na disciplina em termos práticos. Por exemplo, tarefas chatas que precisam ser realizadas, como trocar a borracha da torneira do banheiro, nos incomodam, e as deixamos de lado para fazer coisas mais agradáveis. Troque a borracha! Corte a grama! Conserte a gaveta!

E realize essas tarefas com um sorriso – fazendo isso, a vida sempre vai parecer melhor.

Autoestudo swadhyaya

Pela tradição, *swadhyaya* seria o estudo dos textos iogues. Para quem não dedica a vida inteiramente à ioga, também existem lições valiosas em *swadhyaya*. Pense na prática apenas como um incentivo para ampliar o entendimento de si próprio. Você pode fazer isso inscrevendo-se em algum curso, aprendendo uma nova habilidade ou lendo um livro de natureza espiritual. Levamos uma vida agitada, cercados de gente; reserve um tempo para a reflexão solitária. O autoestudo não precisa ser oneroso – por exemplo, pode-se apenas passar uma tarde lendo a biografia de um líder espiritual em vez de uma obra de ficção. Investir, mesmo que pouco tempo, no desenvolvimento pessoal pode levá-lo a experiências que você jamais imaginou e a um nível de entendimento de si mesmo e do mundo que imaginava inalcançável.

Devoção isvarapranidhana

O último dos niamas é a devoção ao "ser superior" (Patañjali não usa a palavra "Deus" porque os *Sutras da Ioga* não são um texto especificamente religioso). Se você tem alguma crença, poderá usar a prática da ioga como ato de devoção a Deus. No entanto, *ishvara pranidhana* também oferece algo importante para quem não tem crença religiosa. Se esse for o seu caso, onde imagina que poderá encontrar a verdade final? O que ou quem representa a forma superior de conhecimento universal para você? Talvez possa dedicar sua prática à mãe natureza, a algum tipo de consciência universal ou até a seu espírito interior. Se não estiver certo quanto ao que pode ser considerado "superior", não se incomode. Procure abrir a mente para as maravilhas do mundo. Tente dedicar um pequeno período do dia à apreciação de algo que considere inspirador, como alguém que fez grandes coisas, uma bela obra de arte, a imensidão do céu à noite ou uma plantinha que cresce em meio às fendas do concreto.

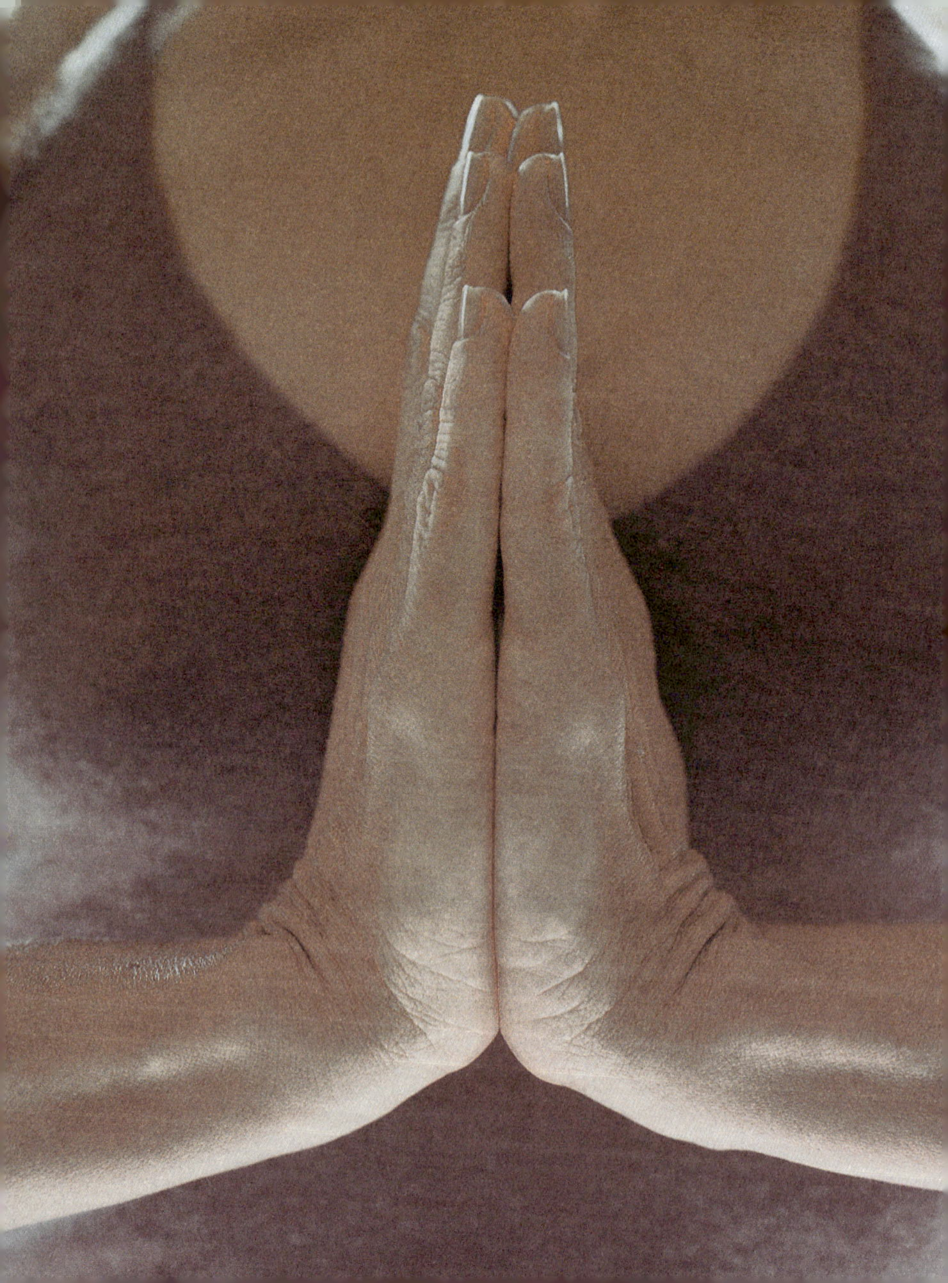

A verdade deve ser dita quando for agradável, de maneira agradável; a verdade não deve ser dita se causar algum mal; no entanto, nunca minta para agradar.

VYASA

MAHABHARATA (SÉCULO 6º A.C.)

Quando a mente está livre de nuvens que impedem a clara percepção, transcendemos as limitações e a consciência se expande. O conhecimento se torna infinito e não há nada mais a conhecer.

PATAÑJALI

SUTRAS DA IOGA (C. 200 A.C.-C. 200 D.C.)

OS DOSHAS DO AIURVEDA

A ioga é, basicamente, um sistema destinado a despertar a consciência e, por fim, a autorrealização; já o aiurveda se preocupa com a autocura. As palavras *ayur veda* significam "ciência da vida". O aiurveda (que evoluiu junto com a ioga ao longo de milhares de anos) é, na essência, um método que prescreve remédios naturais de acordo com a constituição individual (*dosha*).

No aiurveda existem três tipos básicos de *doshas*: *vata*, *pitta* e *kapha*. Essas qualidades se aplicam não apenas ao corpo físico, mas também à mente e às emoções. A proporção dos três *doshas* dentro de cada um é única e determinada já na concepção. Normalmente, um deles predomina sobre os outros. Você poderá descobrir seu tipo (seu *dosha* predominante) pela tabela simples das páginas 118-9. Complete a tabela com informações de toda a sua vida, e não apenas com o que sente hoje. (Para uma definição mais exata, é melhor consultar um médico aiurvédico.)

Depois que descobrir seu tipo, você poderá ajustar a prática de ioga, a dieta e outros aspectos de sua vida para complementá-lo. Você se sentirá mais equilibrado e se apoiará em seus pontos fortes se puder "pacificar" seu *dosha* predominante e intensificar as qualidades dos outros dois. As listas de alimentos e de posturas (ver pp. 120-3) sugerem mudanças que você poderá fazer na dieta e na prática de ioga para equilibrar seus *doshas*. Siga as orientações para seu tipo.

Para evitar doenças, procure evitar atividades ou circunstâncias que intensifiquem as qualidades de seu *dosha* predominante. As características de *vata* são frio, seco, leve, áspero e rápido. Os tipos vata, com predisposição a problemas digestivos, devem evitar expor-se ao frio, comida seca, viajar muito ou ausência de rotina. As características de *pitta* são calor, leve, úmido, oleoso e aguçado. Os tipos *pitta* devem evitar os fatores que acentuam seus traços, como água quente e/ou muito álcool e comidas picantes. As características de *kapha* são pesado, frio, úmido, macio e firme. Os fatores que o intensificam incluem comer e dormir muito, falta de exercício e exposição ao tempo frio.

DESCUBRA SEU DOSHA

Para descobrir qual é seu *dosha* predominante, assinale as características que se aplicam a você na tabela a seguir. O *dosha* com mais marcas é o que predomina. Se características de dois *doshas* diferentes se aplicarem, assinale as duas. Se nenhuma das indicações de um item se aplicar, deixe a linha em branco.

	Vata	Pitta	Kapha
Altura	alto, baixo	médio	forte, alto
Constituição	magro, esquelético	médio	grande, pesado
Peso	leve	médio	pesado
Pele	opaca, seca, fina	quente, com sardas	pálida, úmida
Rosto	fino, longo, oval	formato de coração	redondo ou quadrado
Olhos	pequenos, castanhos	penetrantes	grandes
Lábios	finos, secos	macios, rosados	pálidos, frios
Nariz	fino, longo	pronunciado, pontudo	reto, grosso
Língua	seca, áspera	vermelha, escura	branca
Cabelos	seco, fino, encaracolado	oleoso, fino, careca	grosso, ondulado, oleoso
Dentes	tortos	médios, amarelados	grandes, uniformes

Unhas	ásperas, quebradiças	macias, rosadas	macias, brancas, firmes
Juntas	rígidas, estalam	flexíveis	firmes, fortes
Suor	pouco	abundante	moderado
Sono	pouco, irregular	pouco mas profundo	excessivo
Sonhos	frequentes	moderados	raros, perturbados
Resistência	pouca	moderada	excelente
Fala	rápida, frequente	clara, abrupta	lenta, melodiosa
Memória	pobre a longo prazo	boa, aguda	boa a longo prazo
Estilo de vida	irregular	ocupado	estável
Sexualidade	pode ser fria	intensa	quente, constante
Apetite	refeições frequentes, pequenas	digestão boa, forte	gosta de comidas picantes
Piores qualidades	ansioso, indeciso	nervoso, irritado, arrogante	preguiçoso, ganancioso, obstinado
Melhores qualidades	ativo, criativo	sensível, misericordioso	calmo, estável, confiável
Queixas mais comuns	caspa, prisão de ventre	reações alérgicas, erupções na pele	dor de garganta, dor de cabeça
Carreiras possíveis	músico, professor	líder, diretor	médico, contador

RELAÇÃO DE ALIMENTOS

Vata

Coma mais: laticínios (em especial leite de cabra), nozes, tofu, ervilha, arroz, aveia, legumes cozidos.
Evite: frutas secas, maçã, melão, queijos duros, legumes congelados, açúcar branco, chocolate e qualquer coisa que forme gases, incluindo a maioria dos grãos.

Pitta

Coma mais: queijos macios, sorvete, iogurte, beterraba, aspargos, legumes crus, cereais, feijão e grãos.
Evite: limão, *grapefruit*, manteiga com sal, queijos duros, creme azedo, raiz-forte, alho, pimenta e nozes.

Kapha

Coma mais: maçã, pera, queijos macios magros, semente de girassol, pipoca, cevada, centeio e mel.
Evite: banana, *kiwi*, melancia, abóbora, tomate, pepino, manteiga, sorvete, iogurte integral, abacate, nozes, arroz, trigo, aveia e água gelada.

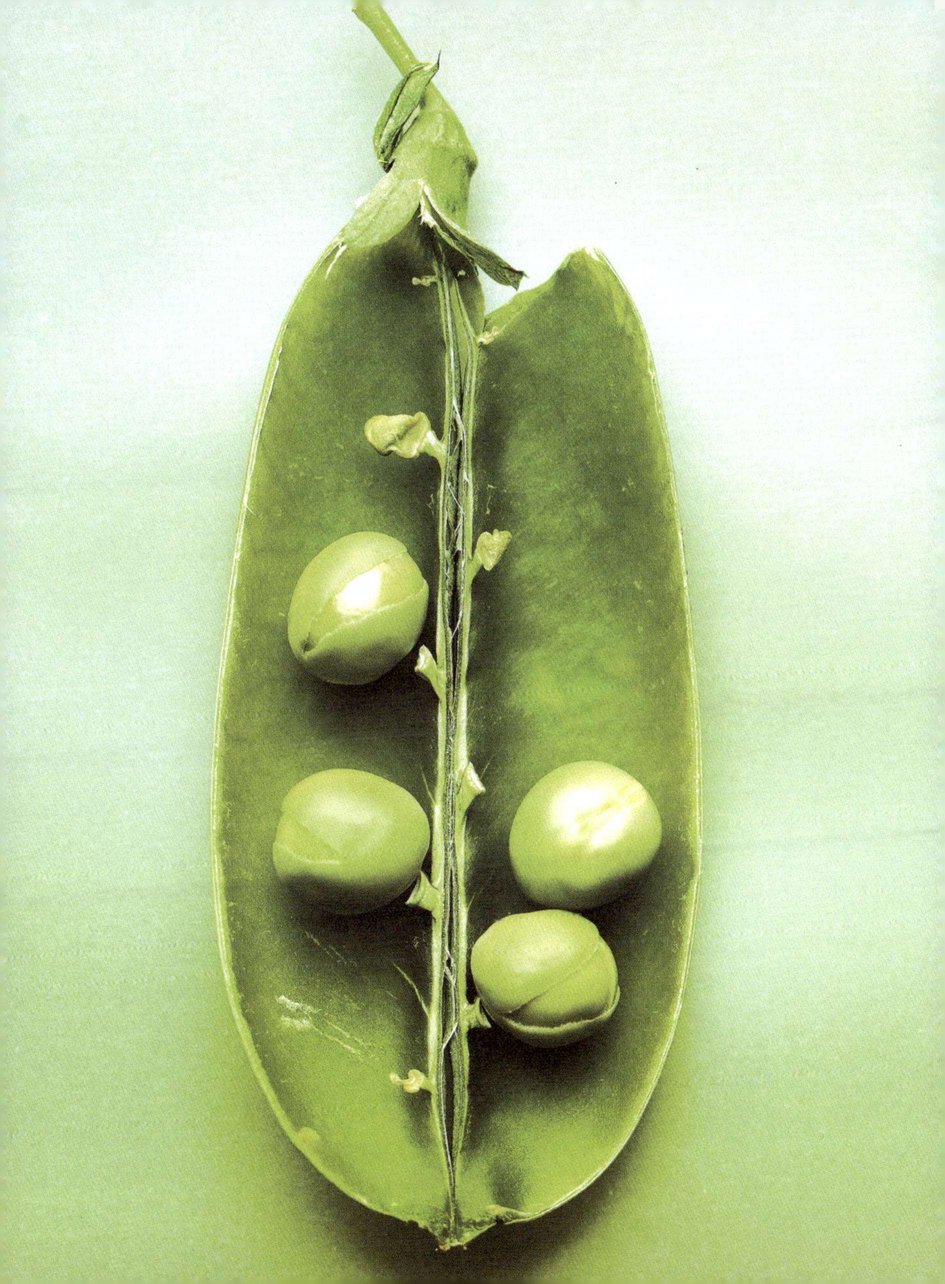

RELAÇÃO DE POSTURAS

Vata

As pessoas *vata* devem se concentrar nas posturas que trazem firmeza e estabilidade à prática de ioga. Posturas com flexão frontal (como a da p. 76) e a flexão frontal para o lado (p. 78) são úteis se você as executar lenta e metodicamente. A sequência da página 82 é calmante para os tipos *vata*. Alongamentos suaves, em especial da região superior da coluna, também são bons – em posturas como a da cobra (p. 54), da ponte (p. 62) ou para expandir o tórax (p. 74). Posturas sentadas que enfatizam a estabilidade (como a de cócoras, p. 84) são igualmente recomendadas. Cuidado para não forçar o alongamento ou realizar uma prática vigorosa demais. Mantenha a respiração tranquila e regular durante toda a prática.

Pitta

As pessoas *pitta* devem tomar cuidado para não se tornar muito competitivas ou se esforçar demais na prática da ioga. Procure enfatizar as posturas que invertem o corpo, como a do cachorro (passo 2 da sequência da p. 52). Os tipos *pitta* também ganham com as posturas de torção (pp. 60 e 90) e as flexões para a frente (pp. 76 e 78), executadas com moderação e cuidado. Evite ficar muito quente e suado durante a prática. Procure descansar após cada postura para que a respiração volte ao normal. Experimente praticar ioga *nidra* (pp. 96-7) ou respiração alternada (p. 58) no início da manhã ou da noite.

Kapha

As pessoas *kapha* precisam se manter em movimento. O ideal é que você transpire levemente após a prática, com o corpo quente e leve. Diminua as posturas sentadas e enfatize as em pé, como a postura da montanha (p. 36) e a do guerreiro (p. 40), e as sequências, como a do gato-cachorro-cisne (p. 52). Use a prática de ioga para começar o dia. Talvez você descubra que não é tão flexível quanto gostaria de ser. Não se preocupe, continue praticando e com o tempo seu corpo vai se soltar.

A remoção das impurezas através da
prática contínua dos Oito Estágios
da Ioga traz discernimento e clareza
de percepção.

PATAÑJALI

SUTRAS DA IOGA (C. 200 A.C.-C. 200 D.C.)

Os Oito Estágios da Ioga são: atitudes
em relação aos outros, atitudes em
relação a si próprio, posturas, controle
da respiração, desligar-se dos sentidos
pela força da vontade, concentração,
meditação e integração com o objeto
a ser entendido.

PATAÑJALI

SUTRAS DA IOGA (C. 200 A.C.-C. 200 D.C.)

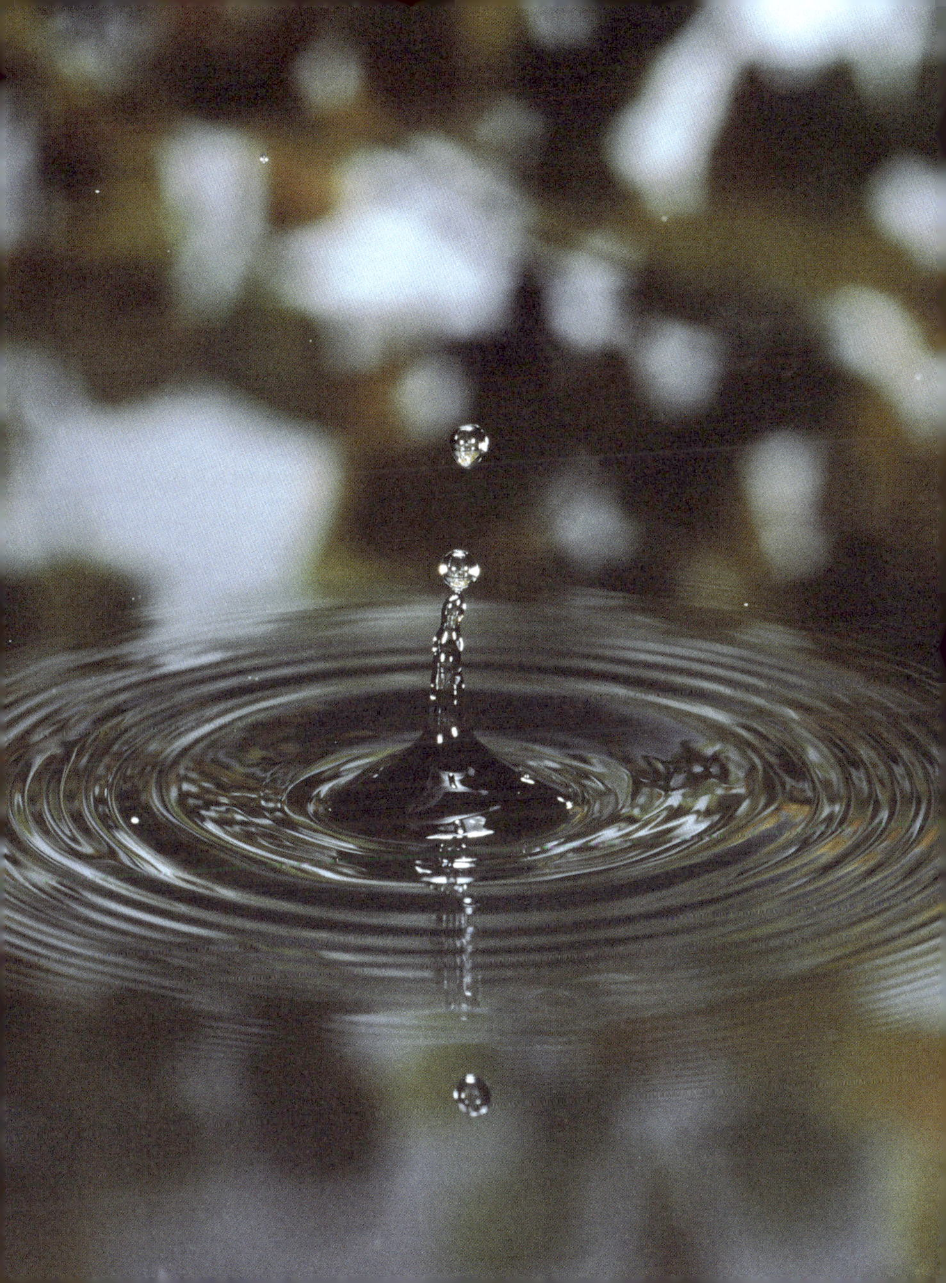

ÍNDICE

Créditos das fotos

Os editores agradecem às seguintes pessoas, museus e bibliotecas pela permissão para reproduzir seu material. Foram tomados todos os cuidados para localizar os detentores de *copyright*. No entanto, caso tenha havido qualquer omissão, pedimos desculpas e, se formos informados, faremos as correções nas futuras edições.

Página 2 AKG; 14 Photonica/Jun Kishimoto; 31 Bruce Coleman Collection; 50 Stone/Getty One; 64 Photonica/Shinzo Hirai; 67 Stone/Getty Images; 80 Corbis/Mike Zens; 100 Bruce Coleman Collection; 103 Ray Massey Photography; 107 FPG/Getty Images; 114 Stone/Getty Images; 121 Waitrose Food Illustrated/Fleur Olby; 125 Bruce Coleman Collection; CAPA Simon Marcus/Corbis/Latin Stock

Agradecimento da autora

Gostaria de agradecer a Anna Roseveare por seu apoio ilimitado e entusiasmo.

Agradecimentos do editor

Modelo: Suzy Barton

Maquiagem: Lizzie Lawson